中医急危重症讲稿

刘清泉　讲　述
陈腾飞　等整理

U0335262

中国中医药出版社
·北 京·

图书在版编目（CIP）数据

中医急危重症讲稿 / 刘清泉讲述；陈腾飞等整理 .—北京：中国
中医药出版社，2017.10（2020.6 重印）

ISBN 978 – 7 – 5132 – 4285 – 1

Ⅰ.①中…　Ⅱ.①刘…　②陈…　Ⅲ.①急性病—中医治疗法
②险症—中医治疗法　Ⅳ.① R278

中国版本图书馆 CIP 数据核字（2017）第 132537 号

中国中医药出版社出版

北京经济技术开发区科创十三街 31 号院二区 8 号楼
邮政编码　100176
传真　010 64405750
保定市中画美凯印刷有限公司印刷
各地新华书店经销

开本 710×1000　1/16　印张 9.5　字数 138 千字
2017 年 10 月第 1 版　2020 年 6 月第 3 次印刷
书号　ISBN 978 – 7 – 5132 – 4285 – 1

定价　39.00 元
网址　www.cptcm.com

社 长 热 线　010–64405720
购 书 热 线　010–89535836
维 权 打 假　010–64405753

微信服务号　zgzyycbs
微商城网址　https://kdt.im/LIdUGr
官 方 微 博　http://e.weibo.com/cptcm
天猫旗舰店网址　https://zgzyycbs.tmall.com

如有印装质量问题请与本社出版部联系（010-64405510）

《中医急危重症讲稿》
编委会

讲述 刘清泉

整理 陈腾飞　安世栋　丁雪霏
　　　　卢幼然　韦志友　梁立新
　　　　林孟柯　邵　飞　狄浩然
　　　　张　磊　吕小琴

编写说明

　　本讲稿是由刘清泉教授近年的讲座录音整理而成。刘清泉教授从事中医急危重症临床、教学、科研工作三十余年，曾多次参与突发公共卫生事件的医疗救治任务，从 2003 年的 SARS 到 2009 年的禽流感，再到 2014 年的登革热……都有他的身影。他主持了多种新发突发传染病中医诊疗方案的制订，主编了全国中医药行业高等教育"十一五""十二五""十三五"规划教材《中医急诊学》，并担任北京中西医结合学会会长、中华中医药学会急诊分会主任委员、国家民族医药学会急诊分会主任委员等社会职务。

　　刘清泉教授至今仍奋战在临床和教学的一线，这些讲座是其针对不同的听众所讲的课程，讲座的核心内容都未离开急危重症。急危重症医学是一门年轻的学科，很多问题还在研究探索中。在中医院的急诊和重症医学科里，如何运用中医的思维认识这些现代化的设备和治疗技术？如何运用中医的方法解决这些急危重症？都是我们这代中医人要面临的问题。

　　我在步入 ICU 临床工作后，对这些问题感受更加深刻。有时面对复杂的危重患者，试尽诸多方法，仍难取得满意疗效。查遍中医书籍，也找不到能直接解答我困惑的论述。毕竟，我们所面临的疾病的危重程度，多是前人所不曾企及的。此时，我带着困惑，向我的导师刘清泉教授请教，听其从中医角度剖析一些危重状态，并仔细地观摩其诊治 ICU 病人的完整过程，许多疑问竟霍然冰释。

　　因此，我便萌生了整理导师中医急危重症讲稿的想法，希望能在整理的过程中，加深对导师学术思想和临床经验的领悟。这个想法一提出，就得了师门全体同学的赞同，大家把珍藏的讲课资料都纷纷贡献出来。我们分工行动，历时一年余，终于完成。我们将整理完的书稿，作为教师节的一份礼物送给了导师，并向导师叙述了整理的初衷。在导师看来这些关于危重症的讲述还不够完善，有的想法，还有待大量的临床实践验证。

作为 ICU 临床一线的医生，我对于从零开始积累中医救治重症经验的甘苦，体会颇深，这个过程是非常惨痛的。如果每一位医师都从零开始做起，则于病人而言将付出巨大的代价。这部讲稿如能出版，对于急诊重症临床一线的中医医生，一定是有参考价值的；循着前辈们的足迹前行，后来者也一定能少走许多弯路。经过多次征求导师意见，终于同意公开出版。

本书共计讲稿 16 篇，书中对于如何学好中医、如何运用中医思维诊治急危重症，进行了深入讲解。本书整理过程中，在不妨碍阅读的前提下，尽量保留了语言的原貌。本书每篇讲稿的分节和节标题，由整理者根据文义所加。为了便于临床检索，书尾附录了相关方剂和疾病名称索引。一些临床病例在讲稿中会出现重复，为了保证讲稿的完整性，我们未作删节。本书中涉及超量用药及剧毒药使用，请读者能结合病情灵活运用，切勿简单模仿。

希望这本书的出版，能对于中医急诊重症医学的发展，起到一丝作用；期待读到这本书的中医学子们，能有更多的人投入到中医的急诊重症医学事业中来！

陈腾飞　执笔

2017 年 8 月 12 日

目 录

一、谈名医成才之道 ……………………………………… 1

1. 道可道非常道 …………………………………………… 1

2. 做学问先做人 …………………………………………… 2

3. 学中医要熟悉传统文化 ………………………………… 3

4. 中医看病的四重境界 …………………………………… 4

5. 练好基本功是根本 ……………………………………… 6

6. 我的大学生活 …………………………………………… 9

7. 我的实习生活 …………………………………………… 11

8. 我在基层的一年 ………………………………………… 13

9. 东直门医院的医疗实践 ………………………………… 14

10. 在实践中反思 …………………………………………… 16

11. 再读书思考升华 ………………………………………… 17

12. 正确看待名家经验 ……………………………………… 17

13. 医学生的学业规划 ……………………………………… 19

14. 西医要拿来为我所用 …………………………………… 20

二、读经典，明医理，做临床，提疗效 ………………… 22

1. 读经典是为了明医理 …………………………………… 22

2. 明医理是为做临床 ……………………………………… 24

3. 现代中医思维的缺失 …………………………………… 25

4. 读经典的一些体会 ……………………………………………… 26

5. 谈经典对于"气"的认识 ………………………………………… 29

6. 结合经典谈辨病的重要性 ……………………………………… 35

三、急危重症中医临床思维之思考 …………………………… 38

1. 什么是中医临床思维 …………………………………………… 38

2. 什么是中医急危重症的临床思维 ……………………………… 39

3. 中医对急危重症病因的思维认识 ……………………………… 41

4. 中医对急危重症病机的思维认识 ……………………………… 41

5. 从病例谈中医急危重症临床思维 ……………………………… 43

四、基于"经方理论"急诊危重症的思考 ……………………… 47

1. 中医急诊重症医学发展概况 …………………………………… 47

2. 急症多在三阳经当以祛邪为先 ………………………………… 49

3. 重症正气已伤当祛邪安正 ……………………………………… 51

4. 危症正气已脱以救逆为本 ……………………………………… 52

5. 应对新发急危重症要用中医思维 ……………………………… 53

6. 从病例谈急危重症的祛邪与救逆 ……………………………… 55

五、基于"藏象经脉理论"谈重度脓毒症的脏器保护 ………… 59

1. 藏象经脉理论概述 ……………………………………………… 59

2. 重度脓毒症的中医认识 ………………………………………… 63

3. 脓毒症高热厥脱的中医对策 …………………………………… 65

4. 脓毒症急性肺损伤的中医对策 ………………………………… 66

5. 脓毒症急性肾损伤的中医对策 ………………………………… 66

6. 脓毒症胃肠功能障碍的中医对策 ……………………………… 66

7. 脓毒症脑功能障碍的中医对策 ………………………………… 67

8. 脓毒症救治中的中西医融合 …………………………………… 68

六、东垣学说在中医急危重症中的应用 …………………… 69

1. 仲景方与东垣方适用于不同的急症群体 ………………… 69

2. 补中益气汤与呼吸衰竭 …………………………………… 70

3. 呼吸机的中医属性认识 …………………………………… 71

4. 益气聪明汤与头目急症 …………………………………… 72

5. 补脾胃升清阳泻阴火方与慢性感染性疾病 ……………… 74

七、基于伏邪理论多重耐药菌感染的研究 ………………… 76

1. 耐药菌的产生和危害 ……………………………………… 76

2. 医院耐药菌感染及中医药治疗情况 ……………………… 78

3. 中医药治疗耐药菌感染的机理 …………………………… 79

4. 伏邪理论与耐药菌 ………………………………………… 80

5. 关于耐药菌的中医实验研究 ……………………………… 82

八、一次对住院医师的急诊重症医学讲话 ………………… 87

1. 什么是急诊重症医学 ……………………………………… 87

2. 急诊重症医学关注的是人的整体 ………………………… 88

3. 快速鉴别诊断是急诊医师的必备素养 …………………… 90

4. 对于常见急症的一些鉴别与诊断经验 …………………… 91

5. 维持生命体征是急诊医师的核心任务 …………………… 92

6. 急诊医师要善于使用"XX待查"的诊断 ………………… 93

7. 中医急诊学的发展离不开现代科学技术 ………………… 94

九、中医治疗急危重症的相关问答 ………………………… 96

1. 急救状态下关注的是正气 ………………………………… 96

2. 寒邪凝滞与元气暴脱的区别 ……………………………… 96

3. 毛细血管渗漏综合征的认识 ……………………………… 97

4. 同是心衰、鼓胀，还需审因论治 ……………………… 98

5. 谈急危重症的核心病机 ………………………………… 99

6. 从一则病例谈复杂内伤基础的重症救治 …………… 100

7. 谈 ICU 与急诊的临床思维差异 ……………………… 100

十、谈中医院 ICU 的发展思路 …………………………… 102

1. 危症的研究中西医都是空白 ………………………… 102

2. ICU 临床思维与急诊有别 …………………………… 102

3. ICU 的研究方向不能定位在专科疾病 ……………… 103

十一、谈传统细料类中药与毒性药的使用 ……………… 105

1. 要敢用善用毒性药 …………………………………… 105

2. 人参的使用经验 ……………………………………… 106

3. 羚羊角的使用经验 …………………………………… 108

4. 麝香的使用经验 ……………………………………… 110

5. 雄黄的使用经验 ……………………………………… 110

6. 附子的使用经验 ……………………………………… 111

7. 马钱子的使用经验 …………………………………… 112

十二、谈赵炳南先生全虫方的应用体会 ………………… 114

1. 全虫方与麻黄方、荆防方的区别 …………………… 114

2. 全虫方组方思路的解析 ……………………………… 115

十三、浅谈对续命汤的认识 ……………………………… 117

1. 续命汤系列方是从六经论治中风 …………………… 117

2. 后世医家对于中风的认识存在偏差 ………………… 117

3. 中风 72 小时内无痰可谈 …………………………… 119

十四、谈《医林改错》的各类逐瘀汤 ……………………… 120

　　1. 通窍活血汤 ……………………………………… 120

　　2. 血府逐瘀汤 ……………………………………… 120

　　3. 膈下逐瘀汤 ……………………………………… 121

　　4. 少腹逐瘀汤 ……………………………………… 121

　　5. 身痛逐瘀汤 ……………………………………… 121

　　6. 补阳还五汤 ……………………………………… 122

十五、糖尿病的中医认识 ………………………………… 123

　　1. 糖尿病早期是内伤基础上的郁热 ……………… 123

　　2. 糖尿病中晚期以阳气受损为主 ………………… 123

　　3. 先天病与遗传病责之元气不足 ………………… 124

十六、延庆归途讲课 ……………………………………… 126

　　1. 谈重症肌无力用药思路 ………………………… 126

　　2. 谈肝脓肿的治疗思路 …………………………… 127

　　3. 多读书、做笔记是学习中医，做好临床的途径 … 127

　　4. 中医创新的突破口在于找准病机 ……………… 128

　　5. 中医思维不是辨证论治，而是审证求机 ……… 129

附录一　方名索引 ………………………………………… 131

附录二　病名索引 ………………………………………… 134

一、谈名医成才之道

大家晚上好！教育处举办的《名医之道——人文学术系列沙龙》，应该说是一个非常好的沙龙，对于养生、研究、传承、成才做了传播，请的都是著名的专家、学者一块儿去讲。

1. 道可道非常道

（张）广中处长跟我说让我来讲，（我觉得）非常难。为什么？给我的是命题作文，自从知道了命题（名医成才之道），我就在想：讲什么？因为太难讲了，一个是"才"，一个是"道"，而且是"成才"！光讲"才"，还好说一些，如果讲"成才"，就更难了！因为我也不知道什么样的人才能到"成才"。"道"呢，如果讲"道路"之"路"还能说点儿，但这个"道"就非常高深了。咱们中国人最讲的就是一个"道"字，即规律。严格来讲，成才之道就是成才的规律、成才的路，"路"可以归纳地说一些，而"规律"则各有异同。

我上大学的时候（20世纪80年代），有一本非常盛行的书——《名老中医之路》，不知道大家读没读过，是由山东中医药大学的几位教授主编、国内著名医家撰文而成的，讲述了国内一些名家的发展之路。在当时，对于我们那一代中医的热血青年，关于学习中医、思考中医，《名老中医之路》提出了很多值得借鉴的东西，希望大家有机会也可以读读。

咱们在这里探讨成才，我一直在想：什么叫"才"？我也翻过书、查过资料。"才"在《说文解字》中讲是"草木之初也"，指从土里面长出来，刚刚要发芽的草木。可以看出，"才"一定是有生机的，有了生机，发出了芽，它就要成长，它就要转化。从另外一个角度讲，看一个人有没有才，就是看他把学习到的知识，能不能转化为一种实用的本领。转化为应用本领的这个过程，实际上就是"成才"。

我们小学数学学乘法口诀时，老师会逼着我们背，不会背就站在那儿，背会了再坐下。为什么？如果光会背乘法口诀，没用！更重要的是如何使用乘法口诀。所以，老师起初让你背也不跟你说什么道理。随后，就跟你讲了，你要想做一些复杂的乘法，乘法口诀不会背，做不了！你要做除法，以及加减乘除的联合题，不会乘法口诀就更不会做了。给你出了一道应用题，要把加减乘除用上，实际上就是乘法口诀的使用，这个是应用的能力，能把所学的基本知识应用起来。

到现在为止，在座的每一个人，七年制的学生也好，已经工作好多年的医生也好，可能把基础知识都忘光了，但是解决问题的思路、解决问题的能力、思考问题的能力依然存在，能力一旦具备，就忘不掉了。就像骑自行车，自从学会以后，即便10年不骑，推起自行车还能骑，为什么？因为这个能力已经修成。

所以说成才之道，就是把基本的知识转化成能力的过程。"才"有"大才""小才"……很多"才"，实际上只要做，并且踏踏实实地一步一步做，你就能从"小才"变成"大才"，你就能从小树变成参天大树，这个过程就是"成才"。但是成才绝没有止境，活到老、学到老，就像树木不停地在长，这么粗的树是还是那么粗的树是成才？不知道。

成才的标准有没有？没有太多标准，人们只是站在不同的角度、时代、年龄段，来说成才的标准。所以，这个题目难讲，因为"才"是没有一个标准的。标准于每个人心中，在每个时代都各异。

"才"不好讲，没标准，道更没标准。"道可道，非常道"。这是老子讲的一句话，是说，"道"是一种感悟，通过感悟找出一些规律，而共同的规律可能就是"道"，但在一些情况下"道"是找不到的。因此，这个题目难讲。

2. 做学问先做人

我相信，（王）国玮院长讲养生，会讲很多道理，讲中医学的养生道理，那么养生的核心是什么？是人的修养。一个人如果修养不到，他的养生之道也好不到哪儿去。所以，最终还得归结到做人上。研究之道，也是做人。我们做研究，是一个严谨的过程。做人要严谨，做学问、做研究，也要严谨。目前有很多人都不严谨，非常浮躁。现在要成为一个名家，需要有课题、发表重量级的文章，于是有些人就编造研究结果。关注学科研究的人可能会知道，近期 BMG 杂志本来把咱们国家 40 多个专家的文章已经发表了，但后来又给撤了，原因是什么？因为里面都有造假行为。这是做人不踏实，做人不老实。只有做（人）做好了，你的研究才能更好。

　　谈到传承，我们要传承什么？实际上，各行各业都得传承，不仅中医学需要传承，西医学需要传承，其他学问也需要传承，没有传承不可能成才。因为传承的过程，就是成长的过程，就是成才的过程。我们的前辈老先生们，就是通过跟师学习、传承，成为一代名医、名家、名师、宗师，因此我们也要在传承老先生的经验过程中去创新。所以，成才是一个综合的过程，要在做人的基础上做好成才之道。

3. 学中医要熟悉传统文化

　　如果从学医的那一年开始算起，我做医生已经 30 多年了，我认为中医的成才是一个非常难的过程。为什么？古代的时候讲"秀才学医，笼中捉鸡"。什么意思呢？你是个秀才，就表明你达到了一定的文化水平，学习医学道理就如笼中捉鸡，很简单。秀才在古时候，是一个很高的学位，我认为秀才相当于咱们本科，可以说对于中国传统的文化知识是非常精通的。在这种情况下，学中医非常好学。

　　中医学的特点是什么？是基于中国文化的基础，形成的一门研究人体的病理、生理、疾病的学问。如果离开了文化背景再来学中医，非常之难。在座的各位，包括我，对中国的古典文化知识、传统文化知识，熟知的很少。从某种意义上可以说没学过，咱们上小学、初中、高中学的是什么？学的是现代科技，学的是现代文，有几篇古文还没有好好学，背不会、读不懂，最后索性不看了。是在现代科技知识下培养的一代人，在这个基础上去学中医，风马牛不相及。所以，对于"阴、阳"，不知道是怎么回事儿，"阴"是指阴天吗，"阳"是指阳光吗？我们可能更多理解的是这样的概念，但并不理解在中国文化里"阴、阳"的道理，因此再来学中医就很难。这就是我认为中医成才非常难的原因，在于我们的文化背景知识不够。

很多老先生提出，在中医学院要开设中医学文化背景知识的课程。我认为晚了，为什么？因为都已经是十七八岁的学生了，他头脑中的世界观，对问题的认识，已经定型了。我上初中、高中时学习与医学有关的课程就是《生理卫生》，但《生理卫生》是西医的，跟中医学关系不密切。你已经知道心是怎么回事，心血管、肝是怎么回事，脾是怎么回事，肺是怎么回事，以及细胞等。突然再来学中医，之前所了解的心血管是细胞组成的，中医学却是另一种认识，接受起来就非常难。所以我认为，想把中医学好，前提是要开始学习文化知识，对中国的哲学、国学的知识要了解，因为中医的学问是在这个基础上成长起来的。故而，历史上的名家都是秀才出身，甚至是举人这些很高的学位的人。历史上也有一些名家，我们称之为"儒医"，他精通儒学，精通国学，又懂医学，对医学道理很精通但不会看病，或不大会看病，这在历史上也是很有意思的。古代还有一部分人不是学习（当）医生的，因为喜爱医学，写了一系列的书，然后传授医学知识、普及医学知识。尤其在明清之际，中医学发展到一个高峰，有很多人传承。

中医的成才之路一定要有深厚的文化积淀。有人会问："没有怎么办？"没有没关系，现在可以学，现在可以去做，可以通过读书、训练，领悟中国的传统文化知识，使我们的思维理念得到调整。我认为学中医之"难"，就"难"在我们的知识背景跟学中医所需的知识背景相违背，想扭过来不容易。但我们既然是学习中医，一定要围绕中医学的发展之路去做。近代的很多名家，就是由于他们的中国传统文化知识非常雄厚，所以很快就成为著名的医生。

4. 中医看病的四重境界

我想，对于中医的成才之道，要从更高层次上去思考、去理解。怎么给中医分类？我认为，最好的分类就是《难经》中的方法。《难经》把医生分四类——

神、圣、工、巧。不但分了四类医生，而且对四类医生的判断标准也很明确：望而知之谓之神，闻而知之谓之圣，问而知之谓之工，切而知之谓之巧。这四类虽难以理解，但却能表现出医的高下之分。例如，扁鹊、张仲景都是通过望诊看到人的变化以后，判断病在何处，这是医生的高明之处。通过我这三十年的临床实践，以及从我所看到和读到的名医、名家、名师、大师级的人物来看，我认为当今这个时代，要衡量一个医生的高低，也要依据这四个方面。

那天开会有人说，一个乡村的某大夫，治某病开了一个方子，跟国医大师开的方子一模一样。那么，这两个人，谁的水平高，谁的水平低？很难衡量。中医，似乎分不出高、低、上、下。对这个问题，我的解释是，方子可以一样，但这个方子开出来的过程，决定了医生的水平高低。

最基本的中医大夫，实际上是用药看病。病人来了他看完了以后，开了几种药，这几种药能治这种病，几样中药堆到一起开个方子。学点本草就看病的大夫很多，乡村的医生在山上采几味药弄一弄，就可以给人治病了，这是用药看病。

第二类，是用方子看病。什么叫用方看病？用药看病，就相当于我们用单味药、两味药给人治病；用方看病，就是在这个处方之中，体现了中医学的理论，方药分大方、小方、奇方、偶方，有君臣佐使的配伍，还会体现出七情配伍（相须、相使、相畏……），是在理论指导下用的方子。

第三类，是用心来看病。此类需要经过一番理论思维，通过一番诊断和鉴别诊断以及方子的选择，最后确定病人用什么方子来治疗。如果没有足够多的临床经验、理论作为支撑，这个方子就开不出来。虽然这个方子开出来，有可能会和无方看病开出来的方子一样，但是两者层次不一样。

最高层次，实际上是用神看病。即抓住了疾病的核心，对于病、病人、诊断、治疗、用药，可以说达到了古人所讲的开方用药"丝丝入扣"的水平。两个名医水平一样，开方基本差不多，如果这两个方子开得差别很大，一定有一个有问题。有人说，中医看病十个医生十个方子。错了！十个医生十个方子就有问题了，这十个医生水平不一样，这十个方子里面一定有一个非常高明，那九个就一般，或者都不高明，但认识问题的标准不会变化。

　　给大家举个例子，姜良铎姜老，董建华董老的高徒，以治温热病、呼吸道疾病而见长。他的一个博士生叫刘承，现在在北大医院，研究姜老治疗咳嗽的临床经验。姜老从四十五六岁开始，就把他的病历录入成电子病案。到刘承研究的时候，光咳嗽的病历就将近 2000 多个，他对这 2000 多个病历的临床用药进行了数据挖掘和分析，但光用这些数据说明不了问题。这个学生也很聪明，他把著名医家叶天士治疗咳嗽的医案全部拿过来，包括《临证指南医案》《未刻本叶氏医案》等，只要确认是叶天士的医案就全部拿来，拿来之后，对叶天士的用药也用同样的方法进行研究、分析。对比之后，发现两个不同时代的医生，在临床用药方面竟然有惊人的相似！前 50 味药基本一致，只是在序列、排位上有些许差别。所以说，我不相信一个病人经由两个医生看完以后，会出现两个截然不同的方子，一定有一个医生不会看，他们站的层次不一样。

　　当时，有一个英国的研究者问我：刘大夫，你们中医主治医评价不应是一样的吗？怎么还会出现主治医评价不同的问题呢？我给他打了个比方，从北京到天津，100 年前怎么去？最快的是坐马车、骑马，然后是走路。骑马也得好几天，走路得半个月。因为那个时候的工具、能力，只有走路、骑马、坐马车、赶驴车而已，你能掌握的技巧就这么多。如果我对 100 年前的人说，我现在去天津 30 分钟就能到，一定会被认为是天方夜谭，甚至以为在胡说八道。可实际上是因为当时的人根本没有掌握高铁技术，根本不懂得这个技术，才会有这种想法。中医看病也是如此，你掌握了这个技术，可能开方子一下就好了；你没掌握这个技术，则可能就慢一点儿；你技术弱一点儿，可能再慢一点儿，疗效再差一点儿。所以，衡量一个中医的水平高低，如果两个人的层次都是在懂得坐动车上，应该不会有区别。如果有区别，一定是他两个人所掌握的技术不一样。对一个临床医生的评价，我们也是可以用这样的方式去思考。认为十个大夫十个方，中医永远也不会有统一标准，是对中医的不理解，认识不到位，没有掌握中医的"内在之道"。

5. 练好基本功是根本

　　我们要达到一个高的层次，怎么去做？去读书、学理论。我们在做学生、做徒弟期间，打好基本功非常重要。中医的基本功反映在何处？那就是对于经典理论的熟悉度、掌握度。记得祝谌予祝老在跟施今墨施老学习的时候，施老第一件事就是给了祝老一本书，叫《内经知要》，背去吧。那时，师带徒最核心的点就是"背"，我们现在也要背。可现在咱们的有些研究生说：我不愿意背，这东西不需要背。要想学好任何一门学问，不把基本东西背会，基本上不会做好。你说西医（可以）不背，现在给每人发一张纸，试着看一看你背得怎么样，默写一下血常规的基本标准值是多少？肝功能包括了几项指标？指标的基本数据是多少？你或许会说：老师，这不用背，那化验单上写着呢。那如果不写呢？你怎么知道它异常？西医你不背，行吗？你可能又会说：我看很多大专家不背啊，那是因为他已经会背了。西医背的不比咱们少，解剖，不背行吗？前臂肌群、后臂肌群，不知道这两个肌群之间的关系、起止腱，你能开刀吗？神经的走向，你不背开不了刀。所以，读书、背书，把基础理论掌握好，是非常重要的。也许有的人会说这些内容太枯燥，但枯燥也要背，（这是）为我们的将来夯实基础。背完以后，这些基本知识要转化成你的能力，还有一个成长发芽的过程。需要在实践中，在精神的暴风雨中去成长、去做。暴风雨预示着什么？意味着有失败、有成功。

记得我刚上大学的时候，不太知道什么中医和西医，只知道是医生就行了，就学医去了。我背了差不多快一年，才知道还有河南医学院。我问：河南医学院干什么的？因为我从小长大看病吃的是汤药，但是我知道开刀，因为我们也学解剖学，我想这可能是因为我们中医也开刀。当时，对西医学院学什么课，我也不太清楚。直到后来学的东西越来越多，才知道有中西医之别。实际上，虽然这两个医学的背景不一样，中医和西医是人为分开的。那些年，我不知道这个事之前，我们老师说得会背，我拿到书就背了，背《中医基础理论》《中医诊断学》《方剂学》《解剖学》……背十二对脑神经的走向、肌肉的走向、血管的走向，那时候知道这些必须得背，不背将来看病不会看，或看不好。因这些是基本功，是最基本的知识。

前天我问七年制的两个学生：能记多少个方子啊？他们想了半天，说：背的不多。背的不多是多少个？又说：背完了之后忘了。我想，方子、方剂是背完后不能忘的！要把它烙在脑子里面，要把你背的方子之间的关系都搞明白，然后再记它们的组成。你说方剂关系我不会用，那你也得先把组成弄明白吧！我和学生看病时讲，四物汤会背吧，四君子汤会背吧，八珍汤会背吧？这方子背了，十全大补汤会背吧，归脾汤会背吧，人参养荣汤会背吧？这差不多一系列方子背完了。先会背，至于里面的内在含义是什么，先不会没关系，但是药物组成要去了解。人参养荣汤把川芎去掉了，为什么？那是你以后慢慢要去学的。镇肝熄风汤里面加川楝子、茵陈，为什么？可以先不知道，把方子背完再说。随后你读书多了就会知道，镇肝熄风汤是张锡纯的，还有一个建瓴汤。这两个方子，张锡纯先用的是建瓴汤，后来感觉肝阳上亢弄不了了，肝喜条达而恶抑郁，不能压它，得舒一舒，肝自然就"高兴"了，所以才衍化出镇肝熄风汤，随后镇肝熄风汤成了历史上的名方。

所以那天我给同学讲，人参养荣汤这个方子是从哪儿来的？八珍汤、十全大补汤、人参养荣汤，都是气血双补的，有什么区别？人参养荣汤，实际上是从补中益气汤化裁而来。那两个是气血双补，这个是脾虚不运、中阳下陷导致的气血不足，病机不一样，用的病人也不一样。我们先记住这个方药，然后再来思考这些。在这二三十年临床中间，我慢慢感悟到，有了八珍汤、十全大补汤，为什么还要研制人参养荣汤。这个方既然存在，历代名家都在讲，都认为它是个名方，那就一定有它很重要的地位和作用。药放哪儿、摆哪儿，这是我们要（在）读书、背书的过程中积累和积淀的。

王清任善于活血化瘀，大家读他的书，可以看到他在解剖学方面有很多建树。虽然现在看来有些粗浅，但是在那个年代，在处置死囚的地方，他看到头一被砍，动脉血喷了出来，但是人的呼吸没停，血顺着吸到气管里面了，便认为人死是因为血进到气管里面了，血进到玄府里面了。所以，王清任提出，血府逐瘀是救命的核心点。这个观点是不是很荒唐？但是临床使用过程中有很多优势，为什么这么有效？因为血府逐瘀汤实际上是针对肝脾失调，对调整肝脾是一个非常实用的方子。调整肝脾失调的方子很多，血府逐瘀汤就是其中一个。肝脾失调导致气血的相关性出了问题，这个方子在调整肝脾的过程中一定会出现一些症状。

我的一个病人吃完血府逐瘀汤以后狂泻，达到一天十几次。血府逐瘀汤原方并没有加泻下之品，怎么会腹泻啊？当时百思不得其解，我后来明白了，在肝脾的协调过程中，必然是脾主运化，肝主升降，则一定要么会出现利尿，要么出现大便次数多，要么会出现呕吐，使肝脾的功能能够和谐发展。再后来，病人吃我的药我就明白，这个方子吃完会便溏。但是怎么办？我说接着吃，吃够两天以后就不拉了，后来果然就不拉了。不但不便溏，他的症状也开始好转。所以，我们对于古方，是在背的过程中去理解的。有的同学问，现在有很多背诵方子的巧记口诀，好不好？实际上不好。汤头歌诀是最好的。王清任除了写书，又给自己书中的方子编写了汤头歌诀。既然是他自己编的汤头歌诀，就一定方义非常理解。这样，我们背完之后也就能很好地了解方义。比如，补阳还五汤的歌诀中的"补阳还五赤芍芎，归尾通经佐地龙"，就说明地龙是佐药，用量不宜太大。我认为，方歌背起来，对于我的临床使用、加减，都很有益处。我学方子时，大部分是对病机理解以后把方子记住了。然后，我会一直琢磨，为什么古人会开这个方子，而我不会开？通过思考药味之间的配伍关系，慢慢理解以后，可能到了一定年龄，也会开这个方子。

背功是核心，那需要背多少？基本方500首以上，不低于500首。一个年轻的学生，500～800个方子是你行医的根本，然后10年以后，你脑子里剩300个方子；20年以后，你脑子里剩200个方子；30年以后，你脑子里剩50个方子。为什么越来越少？因为这50个方子是你从几百个方子里在几十年的临床过程中梳理出来的，是你已用得出神入化的方子。但其余那些方子会不会？一样会用。

所以，背方子是我们的核心点，一定要读书、背书、积累，这是一个积淀的过程，如果这点做不到谈不上成才。这是成才之路的一个基本点，虽然过程也非常痛苦。

6. 我的大学生活

记得我上大学时，《方剂学》要学一个学期，我两个半月就背完了，背完没事干什么？看书，看别的书。老师问我，你怎么看这些书？我说我会背了。正方、附方、后面的方子都背完了。当时方剂老师问我说，你背完了，能考多少分？我说，要是让我按书本上答的话，应该能考100分。结果我考了99.5，非要扣我0.5分。我记得当时学的《方剂学》一书，从第一页的麻黄汤开始，到最后一页，我能在15分钟之内，把每个方子都在脑子里过一遍，包括每个方子之间的关系。当时就是这么背的，因为那时没有手机，也没有电脑可以上网，你看书就行了，也没有别的兴趣，最多是去操场、体育场打打篮球。我那时的操场还不全，只一片打篮球的地方，有时打篮球还赶不上，就背书算了。

有人问，刘老师你什么时候开始可以给人开方的？我很早，学完《方剂学》，就回去给人看病开方。学完《伤寒论》以后，回去更愿意给人开方。后来回去，向村里给我从小看病的老中医讲起《伤寒论》，他不知道这书，但是会看病，而且临床很好。后来我才摸索出来，他学的是张锡纯的几个方子给人看病。我给他讲《伤寒论》，从太阳病上中下三篇，从麻黄汤开始讲。他说，原来中医还有这么多东西啊！这也说明，实际上民间的很多医生，基本理论、经典并没有学过，他只是掌握了一技之长，为老百姓服务而已。

我开的第一个方子是小青龙汤，开给我的一个表哥，他患有COPD、哮喘、心衰。他喘得很严重，脸、手、腿都肿，我就开了小青龙汤原方。那时候不知道"细辛不过钱"一说，就开到了12克，拿着方子到村里的药店抓药，那里的大夫很惊讶地问我："你细辛怎么用这么多？"我说张仲景就用这么多，我还减量了呢。他提醒我道："可是很多人说不能超过3克啊！"我就给他看书，书上写的是细辛三两，量很大，远远超出了12克。我先拿了一剂药，表哥吃完后，汗出，肿消，喘平，当时我便觉得中医很有疗效。

那时初学中医，刚学会用药看病，就敢给自己家人看病，再加上针灸，总是炫耀自己医技高超。有人牙疼，我就给他扎内关，扎内关穴也确实止痛，口腔科大夫开玩笑说：你看，扎完针我没法给他拔牙了。后来给他起针，起完后就疼，我说你还是去拔牙吧。实际上对于中医学的风火牙痛，即常说的牙龈炎，针灸效果还是很好的。所以说，先打好基础，再应用于临床，便能加深对中医学的理解和认识。

最开始我并不认为针灸能治病，当然治牙疼还是可以的。有次我感冒了，发热，全身疼，那时刚上完针灸课，老师说你过来，我给你扎一针。我心里犯疑：扎一针就能好吗？在教研室里，老师给我扎了两针，一针大椎，一针风门，扎完后捻转，问我针感如何，是不是感觉往上走？我说是。只是课间十分钟，扎完针后，感冒竟然好了，针灸还真是有意思！我开始思考为何针大椎穴能治病，为什么老师说扎完针往上走？便问老师，老师说你感冒了，应当升发，自然要往上走。我问大椎还有什么功效，他说还可以往下走，向下刺可定喘。后来我在临床上就效仿他，上刺退热，下刺定喘。从那时开始，我在老师的指导下，点点滴滴开始做。我最开始是在自己身上扎针灸，从内关到足三里。在足三里上练习烧山火、透天凉，但至今没学会。我还专门读了陆瘦燕的书，他是上海的针灸大师，对烧山火、透天凉研究非常透彻，我认真学习了如何在提插捻转过程中产生热感和凉感，还读了《针灸大成》。很可惜后来因为忙，没时间研究针灸了。

7. 我的实习生活

我很少跟师，也不喜欢抄方，因为我方子都记得差不多了，所以跟师时主要是看老师开方子，看他们怎么看病。大学实习期间我跟老师抄方，一般跟了两三天后就不记方子了，因为对老师常开的方子都了解得差不多了。于是在老师看病之前我先看，看完之后就想老师会用什么方子，有时候我会写一个方子给老师看，问这方子可否，让老师给我指正。

印象最深的是一个面瘫的病人，很严重，就诊时大概发病三五天，舌红绛，无苔，脉细，此病人还有高血压，我看完后认为是阴虚风动，要用镇肝熄风汤，开完了方子我很自信。老师也开了一个方子，看后把我惊住了，他开的是补阳还五汤原方，黄芪用了 120 克，开了 5 剂。舌红、无苔，居然用补阳还五汤！老师说，这个病人舌红无苔没问题，但舌体胖大，无苔却很润，舌质很嫩，面瘫侧的肌肉很松弛，是气虚血瘀证。当时我无论如何也不服，心想等病人来复诊时看疗效。5 天后，病人的面瘫侧恢复了 90%，舌淡、红绛之象没了，舌体也变小了，随后老师以六君子汤收功，病人痊愈了。此事后我认识到，虽读了很多书，背了很多知识，但在临床上没有老师的指点也是不行的。阴虚舌质的特征是苍老、瘦小、干燥、裂纹，此病人都没有，我只凭一己之见，怎能诊断明确呢！因此，在辨证论治的细微之处，需要学的还有很多。

第二例是一位住院病人，表现为高热、寒战，诊断是泌尿系感染、肾盂肾炎。我用了红霉素、青霉素，当时最好的是氨苄青霉素，发热高了就给激素，5毫克的地塞米松。用此方案，病人的体温一下子就下来了，过一会儿又上去了，最高发热到40摄氏度，每天如此。因为病人表现出寒战、高热、寒热往来，病在少阳，所以开了小柴胡汤，服了5天后病人没有任何反应，发热状况依旧。老师查房时，先批评了我们只会用抗生素、激素，还治不好病人的病。接着讲，身热，但身热不扬；汗出，但汗出热不退；舌质红，满布黏腻舌苔，湿热弥漫三焦，明显是内伏膜原。我说，我开的对啊，小柴胡汤：柴胡9克，黄芩6克。老师说，药方对，但病重药轻。于是老师开了两个方子，第一个是小柴胡汤加达原饮，原方不变，柴胡30克，黄芩30克，当晚服了1剂，并交代，第二天早晨如果体温在37.5摄氏度以上，上方再服1剂，如果体温降到37.5摄氏度以下，就服三仁汤原方。当天晚上我没走，想看看病人的反应。病人6点时服的药，9点时微微汗出，但出汗时体温逐渐下降，心烦减轻，整体反应就是汗出、热退、脉静、身凉的过程，原来胸腹灼热，现在身凉了，到12点时基本达到了这四个标准。第二天早晨体温恢复到了36.8摄氏度，后续用了三仁汤原方。7天后，病人尿中的红细胞、白细胞也没有了，痊愈出院。

我还收过一个病毒性心肌炎的病人，频发室早。按伤寒论中"伤寒心动悸，脉结代，炙甘草汤主之"，我开了炙甘草汤原方，很快病人白天没有早搏了，个人感觉很舒服，但每天晚上8点左右频发室早，2个小时左右才缓解。老师查房时，说晚上8点是阴阳交替之时，表明病人阳气不足，又给予炙甘草汤加附子30克，当晚便没有早搏了，服了十几天药后，病人痊愈出院。老师的一句话便把知识串起来，变成我们的能力了。如果我们的脑子里有很多知识，但不会用，那不叫能力；虽读了很多书，不能融会贯通应用，也不叫能力。我们在学习、跟师的过程中，不一定要学习老师的方药，但要学习他们的临床思维，以提高自己的思维能力，把他们的经验也变成自己处理问题的能力。

在我的读书、见习、实习阶段，老师们给我的启示非常多，为我毕业后当医生打下了很好的基础，但是这些实习体会都要以牢固的基础知识为前提，不会背是不可能有收获的。我跟师时的模式跟我现在出诊差不多，老师说出的方子你要会，但他比我严厉，好多同学都不敢跟他抄方："不会？不会回去背方子去，明天别来了！"只有背的方子多了才能应对自如，否则没人敢。我说我给你写方子吧，我一味一味地写，老师来填剂量。但老先生还是挑我的毛病，告诉我方子的排列、君臣佐使的顺序要准确。记得，有一次我先写了茯苓，先生问我茯苓干吗的，能写在第一位吗，这方子谁是君药啊？现在的同学都是背方歌，一个个抄下来。我想，虽然把方子能背下来就不错了，按对方子的理解写君臣佐使非常难，但是学习时要对自己要求严格，因为只有掌握了基本的知识，有了能力，才敢于实践，才勇于探索，并可在实践和探索中提高水平。

8. 我在基层的一年

我来北京的第一年，去了农村，在一个镇卫生院当了一年医生，现在那里叫平谷熊儿寨乡卫生院。"山中无老虎，猴子称大王"，我在农村的这一年收获非常丰富，其间和老师通了很多信，信中老师教我如何治疗哮喘、心衰、妇科病，教我如何针药并治。很可惜这些信件在回来的路途中运输丢了。

我当时治得最好的是一例哮喘病人，病人喘得很严重，用了邵经明的"三穴五针一火罐"，扎了大椎、肺俞、风门，因没有火罐，我就用了罐头瓶，拔上后就去做别的事情去了。也不知道过了多久，我再去看，病人出了很多血，扎进大椎一寸半的针也拔出来不少。起完针后病人说，你刚扎时就感觉后背紧绷感立即没有了，后来又说当天晚上能躺着睡觉了，而他已经十多年没有躺着睡了。我又给他开了小青龙汤，因小青龙汤有拔根之势，容易导致肾气衰竭，需要重镇，所以加了补骨脂、灵磁石。病人服了1剂药，扎了针，缓解了很多。于是就传开了：从北京来了个小大夫，会治喘。大家都来找我治喘，有肺引起的喘，有心衰引起的喘，什么类型的喘都来找我治。因此，那一年我治疗了很多病人。好在我背的方子比较多，用的方子也比较多，用的都是原方。直到现在我也基本用原方，很少自拟方，只是几个方子合方的加减。我认为，古代名家留了这么多名方，我还未能完全理解，自拟的方子怎么能比？所以，我到现在还经常读方书。

9. 东直门医院的医疗实践

回到东直门医院后，扎针灸、用中药、拔火罐，成为我治疗的核心，针药并治。但这几年没时间了，扎针灸就相对少了，现在我主要是开方子。用中药要把握证候，去探索、思考如何针对证候用药。有人问我为什么选急诊科，主要是因为那会儿谁也不愿意去急诊，急诊科是个烂摊子。大内科主任问我真的要去吗？我说真去，急诊有什么不能去的。当时老师们经常讨论一件事：为什说急诊是西医的，中医为什么不能干急诊？我在旁边听，心里想着：中医怎么不能干急诊！关键是我们怎么去做。

大学毕业从平谷回来，我就开始干急诊了。那会儿我知道，要想做好中医的急诊，先要学会过硬的急诊技术，技术谁学会了就是谁的，中医会就是中医的，西医会就是西医的。所以我就一项一项地学习那个年代最优秀的急救技术。不会做气管插管，第一次就在大体老师身上练。有一次有个病人呼吸骤停了，请麻醉科来插管，但他们来晚了，情急之下我就给病人插上了。急诊科的插管跟麻醉科不一样，急诊要抢救，时间就是一切，所以插管的技术一定要精。不能说中医不需要掌握这技术，我们看一看古代的技术，气管插管技术从葛洪就开始了，《肘后备急方》中就有记载，他用竹筒插，插进去的部位相当于现在的会厌通道，然后对着竹筒吹，气回者生，气不回者死。只不过过去用的是竹管，后来用橡皮管，现在已经是硅胶管了。管子的质地发生了变化，技术更精湛了。过去用喉镜，现在技术更高一级，用可视喉镜。虽然工具发生变化了，但基本道理没有变化。所以一定要掌握技术，只有训练出技术来，才能有功底。因此，在急救过程中，要先掌握技术，然后再研究中医学。

我刚开始研究脑出血时，思考脑出血该怎么治？西医用甘露醇，大家都知道甘露醇是脑出血的禁忌证，但又要脱水、降颅压，该怎么办？用中药，就需要一例一例研究、一例一例观察。那时我和现在东方医院的郭院长，在东直门观察脑出血病人，一年半观察 100 多例，我们都是亲自给病人熬药。在这个过程中，我们对脑出血有了更加深刻的认识。我们发现古人得的脑出血中风，跟现在有很多不同之处，那时候痰热很多，痰火内盛证型常见。我后来发现是因为一旦发生脑出血，72 小时就容易出现坠积性肺炎，因此出现痰涎壅盛，此时中医大夫去看，就认为脑出血是痰火，其实看的是肺炎。我观察若干例后，写了我当医生后发表的第一篇文章，是关于中风重症的观察。脑出血在 72 小时内没有痰，是风火内闭、心肝火旺，这是它的核心点。如何把风火压下去、窍开了，病就好了，所以当时我选了一个方子：羚羊钩藤汤合犀角地黄汤，用以凉血化瘀。若病人有抽动，加上止痉散止痉；若病人腑气不通，加上承气汤。脑出血在早期是没有痰的，那为何古人总结的核心病机为痰？是因为当时看不到这个病的超早期。凡是古代的名医，多是其他医生看了一圈解决不了后再找他来看，比如朱丹溪，找到他看的也都是重症的痰热。所以我们学习、读书时，一定要分析古人的医疗背景，然后再去探索。

那时有个女病人，原发脑室出血，我的主治医说是阳明经证用白虎汤，石膏用了一斤，吃了三天也没用。我说这是阳明腑证，得通腑，后来我用大黄 60 克，一天 2 剂药，相当于一天 120 克，当天夜里病人狂泻，我跟护士说输上液，以防止脱水，到第二天病人神志就清楚了。因为脑室出血不影响患者肢体功能，后来这个病人出院了。为什么我敢用这么大剂量的大黄？是因为我有经验，在轮转呼吸科、血液科的时候，有个大叶性肺炎的高热患者，当时东直门呼吸科主任杜怀棠杜老查房说如果不行就换抗生素。那时药房都有饮片可以给大夫急用，我就抓了一把大黄，大概 150 克，放在军用的茶缸里用开水冲。跟病人说你喝吧，嘱咐她喝完了会拉稀，她喝了两个半小时后开始拉稀，同时还让她喝水以防止脱水。第二天早上，杜老查房发现病人热退了，就问怎么退的，我告诉了杜老缘由，杜老说怎么敢用这么大的剂量！我认为，这就是因为肺与大肠相表里，通腑以泄热，原来大黄是可以这么用的。

10. 在实践中反思

我们在实践过程中要勇敢去做，但是这个"做"不是随便去做的。当时我带学生时候，遇到有一些歪门邪道的人来北京中医药大学讲课，他们让学生吃附子。因 5 ~ 10 克需要老师签名才可以抓药，有学生知道我爱用附子来找我来开，我问为什么要开附子，学生说有说法是"不吃附子不能成名医"，我当时气坏了，这样吃也不可能成名医！我认识的一个朋友得了肝癌，当时找了一个温阳派的老先生，让病人从 36 克附子开始吃，然后每天加 10 克，直到附子中毒方可，最后加到 200 克时，病人因心律失常在家中猝死，所以，孟浪用药是不可以的，用毒药、烈药的背后需要深厚的中医药学功底。不会用的药，要经常向老师求教、去学习。当时的学生也有服马钱子到呼吸骤停，后来上了呼吸机才抢救回来。因此，不能瞎做、乱做，要有的放矢，能力要在跟师学习过程中转换经验。

科研无处不在，医生一辈子都在做研究，医生看病的过程就是科研的过程，科研的过程就是看病的过程，所以不要把科研看得太难。我在微信里看到，有个北大的医生从主治医生到主任医生，十年就看了一个病人，就是对一个孩子牙龈的研究。我也有一个病人，从我大学毕业就给他看病，他现在已经 70 多岁了，患有 COPD，咳喘一加重吃中药就好了，中间又得了结肠癌，做了手术，后来得了冠心病，中医在疾病演变的过程中就能得出很多经验，所以也不要把科研看得很神奇。我们现在研究耐药菌，也是从一个病人的思考开始的，当时在东直门有一个 96 岁的老人得了肺炎，后来呼吸衰竭，而且属于泛耐药的铜绿假单胞菌感染，在 ICU 一直用中药，发现病人培养出的铜绿菌株从泛耐药到多重耐药，到不耐药。这个病人虽然后来死亡了，但其间细菌的变化给了我们一些启示，我后来让我的学生孙宏源去研究，发现中药可以对细菌的生物学特征产生影响。后来我研究发现，中药通过改变人体的环境，从而影响细菌的变化。其实搞科研不复杂，很简单。我们现在在临床的过程中，数据库的建立和收集是很好的一个起点。例如，跟踪某个疾病，总结出来，把疾病的演变、证候改变与年龄体质、药物的变化写下来，就像《新英格兰杂志》，把个案写得非常棒。从医学生到医生，到会研究会思考会看病的医生，要一步步去做，在这个过程中最关键的就是基础要打牢。基本功不打牢，等于在废墟上去做，一碰就倒。

11. 再读书思考升华

我在 ICU 时爱用人参，用量也大，自认为用得很好。但翻开古人的书后，发现《名医类案》记载朱丹溪治疗脱证，2 天用 6 斤的人参膏。什么是人参膏？就是用人参熬成的膏。2 天内敢用 6 斤，没有功底是不行的。古人在抢救危重症的方面给了我们很多启示，但现在很多我们都忘掉了。如银翘散怎么用？回去看看吴鞠通的《温病条辨》，看看他的银翘散到底是如何用的。现在韩国正在流行 MERS，这是人禽之间的传染病，属于温病，建议大家都读一读《温病条辨》，这个病就是温病，高热持续不退，咳嗽少痰，倦怠乏力，发病过程中没有恶寒。张仲景在《伤寒论》太阳篇讲了太阳温病，发热而渴不恶寒者为温病，用辛凉平剂银翘散，重剂用麻杏石甘汤。我们读书要去思考这些，把知识转换成自己的能力。这就是我们中医的成才之道，跟师学习，勇于探索，敢于实践。

再说药物的剂量。对于剂量的掌握、剂量的认识，与年龄有关系，但与年龄的关系不大，更多的还是与疾病的程度相关。我也看儿科病，学生们说，我开的儿科方子剂量与大孩子、成人的剂量差不多。我认为，剂量与疾病有关系，该用大量的就用。《小儿药证直诀》用的药几乎都是毒药，或非常峻猛的药，最初我不了解为什么，后来领悟了一些。小孩子多不好好服药，依从性差，如果用很轻的药，服进去也没用。在《小儿药证直诀》中，钱乙先生的方药，除了六味地黄丸是很轻的毒药外，其他治疗外感疾病，基本上都是用峻猛的药，但量很小，只起到治疗作用。但我们在应用时，要注意中医儿科学的特点：小儿为稚阴稚阳之体，变化较快，肝常有余，脾常不足，等等。

12. 正确看待名家经验

李可老先生善用大剂量温药治急重症，现在已经过世了。曾经有一个记者让我谈李可李老，我说我不谈他。李老先生是在特定的环境、特定的区域、特定的时间成长起来的一个特定的医生。李可的著作里，收录了很多他治疗很有效的病例。但是，李可先生用这种方法死了多少人，多少人无效，我们不知道。从一个学生的角度来讲，我们在总结老师、名师的经验时，要看他的疾病群体。有的经验在进行整理时，第一，没效的病人不收录；第二，治死的病人基本上不报，这是很麻烦的问题，他也不说。

姜良铎姜老师，我们俩治的病例从西医诊断上来说病种差不多，但我们的用药截然不同。后来我就和姜老师讲：我明白了，你看的病例诊断为湿热的多，找你看的病人，我不大会看。我的病人，后来我找姜老师看，姜老师看完以后也不太好。这是为什么呢？因为很多病，它分不同的群体。姜老师用清热化湿的方法，我也没学会，他的方子我都记住了，但我也不会用。为什么？我没有把他的知识变成我的能力。医生治病是有偏向的，专家看病也有侧重，所以我们在传承老中医的经验时，一定要看他背后的疾病群体，再看几个病人的全过程，才能真正把老中医的东西学去。

比如咱们的赵老先生，炳南老，皮外科的泰斗。赵老之前治什么病？皮肤感染、疮痈疖肿，这些病那时常见。现在是什么呢？过敏相关的疾病，那时候很少，现在很多。赵老有这方面经验吗？有，不多。关幼波关老，是肝病大家，那个年代是什么？传染性肝病、乙肝多得不得了，所以乙肝性肝硬化很多。随着时间的推移，在座的几乎都打了乙肝疫苗，传染性肝病就很少了，但酒精肝、脂肪肝、非传染性肝病多了。印会河印老，30多岁就是江苏四大名医之一，治疗肝硬化非常好，但来北京用他那一套治疗肝硬化没效。印老坐下来一想：江苏的肝硬化是什么引起的？血吸虫！北京的肝硬化是什么引起的？乙肝！病因不同，病不同，怎可以如法炮制呢！在印老的《中医内科新论》中，老先生有很多这方面的描述，最后提出了提壶揭盖治疗肝硬化腹水的观点。所以我们在传承老中医经验时，一定要注意这点。包括李可李老先生，我很佩服他，但是对他的东西，一定要认真理解。

前年，我去会诊一个H7N9的传染病例，昏迷，ARDS，休克，四末不温，当地的医院开了一个方子，是与李可先生相仿的方子：天雄300克，附子150

克，人参30克，干姜120克。病人鼻子、口腔大量渗血，血压在需要多巴胺维持的一个状态，昏迷。我就说病人是DIC，是诊断错误，用药出现偏差。天雄、附子是用于于阴寒聚集的寒凝证，这个病人是脱证，元气暴脱。阴寒聚集，用天雄、附子散寒可以，暴脱要回元固脱，应该是人参的剂量大于附子的剂量，这个方子反了。这就是中医学的一个基本道理——辨证要正确。

参附汤有两个剂量：第一，人参大于附子；第二，附子大于人参。我们仔细考证，人参大于附子是陈自明的人参附子干姜汤，治的什么病？失血性休克、低血容量性休克。由于有形之血不能速回，无形之气所当急固，人参剂量大于附子，起到回元固脱的作用。附子大于人参是什么？是感染性休克，是针对外感发热引起的厥脱证，是心衰，是感染性休克、感染性心衰，两个病不一样。中医实际上用药要很准确，而用药准确的前提，就是一定要辨证准确、诊断准确。辨证准确实际上就是要诊断明确，诊断不准确就会出事。所以刚才我讲，中医的会诊难在两个人的水平不一样，真正的名家是可以会到一块的。

13. 医学生的学业规划

我在北中医临床教学时，讲过每一个级的学生该如何做。低年级的学生，我认为最根本的点是打好基础，背《方剂》《伤寒》《金匮》《中药学》。如果不背，脑子里就没有知识，更谈不上转化成能力，不要急于给病人看病。低年资的，见习之前，就背书，两耳不闻窗外事，一心专读圣贤书，全背。到了见习的阶段，说明基本知识掌握好了。"见"就是看看，看看如何看病，看看是怎么回事，但不要着急去给病人看病。到了实习阶段，跟老师试一试，就像那个时候，我也开个方子，让老师给看一下。而到了住院医师培训的阶段，则是你职业的转变过程，由一个学生转变为医生。这个转化，既是知识的转化，还是一个人的身心转化，原来你是个学生，在住院医过程中，既是学生又是医生。在这三个阶段，你都可以什么不会，为什么？学生嘛，可以问老师，但是不能不学。作为医学生，低年级是很枯燥无味的，要耐得住寂寞去背书，否则等你再想背、再想读书，就晚了。

　　前年在 H7N9 流行过程中，我去跟西医专家探讨，后来他们也明白了，中医学对温病的发生有很多经验，而且是切实可行的。为什么 2012 年、2013 年的春天会集中爆发 H7N9 疫情？因为这是自 1950 年的以来江浙一带最冷的冬季。《黄帝内经》讲："冬伤于寒，春必病。"为什么第二年又出现局部流行呢？因为第二年是暖冬，是 50 年来最暖的一年，暖冬会热，暗耗阴精，"冬不藏精，春必病温"。这是中医学的发病学理论，讲得非常有道理。那我们中医阐发这个疾病（H7N9）的规律透彻吗？江浙的名医，对这个病有深刻的认识。叶天士讲温热病："温邪上受，首先犯肺，逆传心包。"与 H7N9 现在的发病规律一样，首先犯肺，导致肺炎。后来发现，H7N9 只进入肺，在呼吸道没有症状，所以没有上感症状，没有卫分证，主要是气分证。西医发现这个疾病的病毒直接进入肺，如果就在上呼吸道咽部，也不会发病。逆传心包是什么概念呢？是指厥脱，就是休克。休克以后心功能衰竭、多脏器衰竭，就会死亡。叶天士把这个病，从卫气营血的传变和治疗的规律，说得很清楚了。所以对中医学的这些基本的原理，我们要掌握、要思考、要去背。随着年龄的增长，随着对疾病认识的加深，我们对疾病的感悟就越来越深。

14. 西医要拿来为我所用

　　有些同学谈到学中医很累，成为一个中医需要非常辛苦的过程。既要把中医的基本知识学好，也要对现代医学知识有所了解掌握。我认为对于中医和西医，不要随意去分开，两个医学有关系，只是我们怎样去理解、去运用而已。中医要站到一个高的层面，以中医为主来吸收西医的一些优秀经验。基本知识是我们的核心点，在当学生期间，基本知识都要学好。我在医学院的时候，当年微生物、病理学、生理学都背得挺好，解剖学更是。只有把基本知识掌握了，我们才能够融会贯通。从医二三十年以后，我再回想，西医的东西中医也可以有。急诊抢救，呼吸机可以用。对于呼吸机，我越来越发现它就是个人参，能回阳救逆。而对于阳明腑实证、热毒内盛的病人，上呼吸机后能活得很少，虚虚实实，活着就很难。所以感染 ARDS 的病人上呼吸机，也是高死亡率。西医可以用呼吸机把人救过来，但中药人参就没有那么大劲了，上了呼吸机以后中医怎样根据证候来调整治疗？我除了判断是什么证候，上完呼吸机后我还能根据证候治疗，使人和呼吸机不打架。在西医 ICU 里面，ARDS 经常是在那边打架（人机对抗）。一打架，西医怎么办？镇静、肌松。镇静、肌松，实际上是把实证变为虚证了。哗的一下，人没劲了。然后再让病人慢慢恢复过来，最后为呼吸机依赖，卸不下来。我们需要慢慢去应对这些问题，但前提是要学会基础知识。

学医之路确实很漫长，培养一个医生，是多学科交叉共同培养。我想，不管中医还是西医，在中国将来一定会有一个很好的学习成长的环境。福楼拜讲了一句话：科学和艺术在山脚下分离，山顶上会合。也可以拿到我们这儿理解：西医，它是现代科技下形成的一门医学，是很科学的；中医，它是基于中国文化形成的一门学问，实际上它是一门艺术。科学与艺术的有机融合，是创造中国新医学的一个非常重要的途径。我记得秦伯未秦老在一本书里讲过：中西结合是水到渠成，不是强行结合。是在座的各位，在经过几十年、几百年以后，把它们融合到一起，形成一种新的学科，形成咱们中国人独具特色的学科。所以，大家不用担心中医会没有了，中医不会没有，西医也不会没有，而我们的新医学，会在两个学科的碰撞中会迸发出强劲的生命力！

二、读经典，明医理，做临床，提疗效

作为一位医生，解决临床问题是我们一直追求的目标。我们中医院建院 50 多年，墙上挂的诸位前辈，一直遵循这样的规律：解决临床问题，提高临床疗效。我有时听老前辈讲他们年轻时在医院做什么：吃饭时谈论怎么治病，下班休息时几位好友在一起仍然在谈论如何治病、读了什么书、用了什么药、临床上有什么体会。中医院的老前辈给我们留下了很多优秀品质，值得我们去好好学习。

1. 读经典是为了明医理

这几年有很多老先生提"读经典，做临床"，再加上三个字——"跟明师"。跟明师以后我们怎么做？我们为什么读经典，什么是经典？我们读完经典以后需要了解什么？是不是我们记点方子，记点名言金句就可以了，应该不是，读经典的根本目标是要明白医理。有人说，难道我们学了这么长时间还没有明白医理吗？目前中青年一代在明医理方面有真下功夫的，但是不多。

什么叫做医理？中医学对于生命现象的解释是什么？对于疾病的认识是什么？如何把疾病的理说通了？有时候到一定程度就无法再讲了。我跟张苍曾经说过，湿热、湿浊可以导致关节、皮肤病，还可以导致肺病。为什么？同样的邪气，在这个人身上在皮肤上长东西，在那个人身上关节肿了，到另外一个人身上就是肺出问题了，还有其他的，如到胃肠了胃肠会出问题。进一步的医理说不明白，可能治疗就只能到这为止，疗效也提高不了。

我们要明病机、明病因，更重要的是明病理机制。大学里的课程，讲到这里就停了，不再往下讲了。例如，讲中风，风痰瘀血闭阻脉络，因此见麻木。风痰瘀血闭阻脉络，可以麻木，可以疼痛，可以瘫痪；风痰瘀血上扰清窍，可以头痛，可以头晕，可以昏迷。可为什么会这样？在本科阶段，目前的教材讲到这里就不再往下讲了。因此我们的治疗到这里就不再往下治了。我们读经典的目的是要明白医理，为了把医理弄得更清楚。

现在的中医大夫是怎么看病的？绝大多数是在西医背景下开展的中医诊疗行为，或中药的治疗行为，中医的内容少之又少，甚至没有。在座的各位想一想，病人来了怎么诊断？比如来了一位胸痛患者，我们的第一反应是该患者是不是冠心病、心绞痛，是稳定的还是不稳定的？疼痛加重了是不是心肌梗死了？当明确了冠心病以后，怎么治？相当于中医学的胸痹心痛，内科书上这么写的，很多老师也是这么教的。那胸痹心痛怎么治？内科学上有八个或六个方子，对证用药。应用这种诊疗模式的人在中医界应该是不少的，甚至出现来了肺炎患者就清热解毒的模式。如此导致中医整体的疗效、思辨能力下降。极少数医生用方证思维，病人来了以后应该用什么方，是麻黄汤证、小柴胡汤证、桂枝汤证，或是真武汤证、大青龙汤证？仲景讲"但见一证便是"。例如，病人来了以后认为是心脾两虚的归脾汤证，这已经具有了中医学的思维理念。实际上历史上很多中医大夫都是方证学习。这个病人用小柴胡汤，为什么？只因为用小柴胡汤就很好，没有人去理清道理。方证思维在目前的临床治疗中占了一些层面，正在逐渐还原中。当方证用得特别灵活时，自然就会思考一些理，对临床是提升。而运用中医学理论能做到病证结合、辨证论治的，却是少见、罕见。在门诊对有些病例还能这么做，住院的复杂病、危重病病例，主治、主任去查房，运用中医学理论做到病证分析丝丝入扣的，很少。现在查房都是先讲西医理论，从诊断、鉴别诊断、辅助检查，再到中医如何治疗，四诊合参后，如得出证属"湿热中阻"，然后开个方子，就行了。能够引经据典、病证结合、进行中医诊断与鉴别诊断，这种医生现在太少了。

我当急诊科主任时，看过一个非常简单的病例——化脓性扁桃体炎，学生当时辨证论治，说是风热毒邪郁积于咽喉，开了个方子清热解毒。我说："行啊！那就用吧。"服了2剂药，病人高热39摄氏度以上。用了2剂，没效果就不再服用了。学生来问我："老师，怎么辨证？"我说："咱们先来看看病人的症状，再看病人的舌脉，然后再来分析，就分析八纲。"病人高热，摸着身上烫，但不烦躁，非常安稳地面壁而卧，侧卧着不动。问病人怕热还是怕冷？体温39摄氏度以上，感觉有点冷，但是时而会发热。看看病人的脉象，脉微欲绝，脉很弱。看病人的舌头，舌苔白腻。看咽腔的喉核，扁桃体肿大，上面有附着的白苔。我们来辨证表里，是表证还是里证？没有明显表证的体征——畏寒，所以是里证，辨寒热是个寒证，辨虚实是个虚证。六经辨证是少阴病，脉微细，但欲寐。八纲辨证里虚寒，六经辨证少阴病。张仲景讲：反发热，脉沉弱，麻黄附子细辛汤。病人服1剂麻黄附子细辛汤后，热就退了。学生说："清热解毒没效，但这个有效。"我说："你要认准证，找准理。为什么是少阴病呢？少阴的经脉入这个地方。"因此，辨证要有理论支撑，只有在理论指导下，临床才能有非常好的疗效。

2. 明医理是为做临床

实际上，读经典、明医理是我们知识的积累，有了知识是不是就有了技能？不是，做临床才能把知识转化为能力。有的人熟读经书，但不一定会看病；有的人会看病，但经书并不明白；这两种都不好。所以我们熟读经书明白医理后，还要做临床转化为技能，能力提高了，疗效自然就提高了。跟明师是为什么？也是为了做临床，跟完明师才知道临床如何去做。咱们医院的很多名家，跟赵老学习的很多，比如温振英温老，跟赵老学着用黄芪，用黄芪治什么呢？治儿科病。张炳厚张老跟赵老学五藤饮，治什么呢？治肺间质纤维化，道理是一样的。老前辈们在相互沟通时会有很多提高。

如果我们光读书不明医理，不去转换为能力，就永远停留在"儒"的层面。古代称医生为两种，一种为医生，另一种为儒医。儒医就是读书很好，很懂医理，但不一定会看病。我们都知道柯琴，他的《伤寒来苏集》非常好，对于六经的认识、《伤寒》的注释方面，是一位大家。但是他不会看病，看病的疗效很差。我认为就是因为他虽然对于医理非常精通，但没有做临床，没有跟明师，即没有把他的知识转化为技能来解决实际问题。

中医大家张景岳，在读经典明医理方面，为我们做了榜样。《类经》是对

《内经》的注释，是从中国最早的《易经》的基础上对《内经》非常好的理解，所以张景岳对于医理非常精通。这个人不仅是个医学家，还是个水利专家，在当朝做过官，搞水利也是用中医学的理论去做，还懂兵法，如《新方八阵》《旧方八阵》，就是用阵法研究药和方子。《景岳全书》内容很多，各科病都有，我读的时候就惊异于张景岳怎么什么病都看过，而且他什么病都讲得很有道理，还确实与现在的临床有很多贴近之处。后来我逐渐在读书中明白，张景岳对于医理、临床都很有体会，有些病他可能没有看过，但是根据这类的医学道理，根据临床经验，对这些病种做了非常好的总结。比如，把喘证分为虚证和实证，既有临床经验又有总结，对后世临床指导意义非常大。当年非常著名的中医大家，忙于临证，没有时间去写书，非常可惜。例如，叶天士如果没有学生在小船上记录他的讲话，给他写很薄的《温热篇》，估计他的学术传不下来。

我们年轻时要读经典，把经典读好了，还要思考。我们要做一个好的徒弟，把老师的经验传承下来。名师与高徒，不在于名师，而在于高徒，高徒至关重要。所以要读经典，做临床。

3. 现代中医思维的缺失

当今中医的临床思维有很大偏差，我认为，如果离开了中医临床思维理念去做临床，疗效则无法提高。我们很多的老师、专家在查完房后讲 40 分钟，但 38 分钟讲的是西医的诊断与鉴别诊断，用一分半钟讲了中医的相关知识，学生听后也是云里雾里，不知道怎么回事儿。为什么会出现这种情况？因为大家感觉讲西医好讲，讲中医不好讲。根本原因在于没有明医理，对疾病的病因病机分析不出来，核心病机捋不出来，治则、治法更无从谈起，只是四诊后得出证属什么，开个方子就结束了。可是作为中医院的教授，从中医的医理上说不清楚疾病，那还让谁来说呢？所以我在医务处的查房考核中提出一个明确的点：如果一个中医大夫说的大多是西医，则查房的成绩是零。查房时，可以不说一句西医，为什么？有人认为，中医说得非常清楚，又把西医说得很明白，那才是高明的医生。的确，我们要做高明的医生，但首先要知道立足在哪儿，明白要做什么。协和医院不会讲中医，不可能去发展中医，但北京中医医院也不讲中医，我们也去讲西医，那中医的事儿谁来做？

我经常听西医的大夫和一些专家，包括社会上一些人，都认为中医学非常好，中医学是科学的，可以很好地解决问题，然而接下来所说的一句话令我很不舒服："但是现在没有中医大夫。"北京市有一万两千名中医注册医师，比任何一个西医专科的大夫都多得多，居然说没有中医大夫了，为什么？因为他们已经看不见用中医学原本的理念思考问题、解决问题的中医了。

要想提高疗效，就要还原中医学思维，还原中医学看病思路。我们如果现在不去做，一代一代丢下去，不知道到哪一代就会没了。什么是经典？就是典范的书。中医学有四大经典，还有很多经典著作，我们读有代表性的，《黄帝内经》《神农本草经》《伤寒论》《金匮要略》《温病条辨》《难经》，等等很多。从我个人理解来讲，中医学的基础理论，最精华的源自《黄帝内经》，是我们学习中医学经典最重要的部分。但这本书太厚，读不完，读不透，我们可以择其要而读，可以先读《内经知要》，我记得京城四大名医施今墨施老带祝谌予时，第一件事就是要他先背《内经知要》，背会再说。这是中医学的理论基础，我们现在主要的问题是中医学的理论都搞不清楚，或者只知局部不知整体。另外，分科分得大家只对局部有了解。现在一到住院医师就分科，到副教授就看专病了，到教授只看专病的某一角了，这就麻烦了。前几天我碰见积水潭医院一位骨科大夫，是手外科的，我问手外科都干什么？他说自己专攻大拇指，食指都不做。但如果咱们刚毕业的学生就从大拇指干起来，我估计干一辈子以后什么也干不成了，因为没有广泛的医学基础。所以，我们要把基础理论打好，就要去读《内经》，还要把它读熟。

4. 读经典的一些体会

中医学的经典有哪些？我认为《黄帝内经》是毫无疑问的经典理论，它阐述的是中医学的基础理论；《神农本草经》是讲本草的，是讲怎么来用药的；《伤寒论》是讲治疗学；《金匮要略》实际上是方剂学。有了内经、本草、治疗和方剂，我们中医学的理论就很完备了。所以自从《伤寒杂病论》以后，中医学的经典理论体系已经非常完善。历代的中医学理论的进展都不会超出这个范围，有的只是在这个范围的基础上略有变化而已。如何借助现代科技来使中医学的学科理论体系得到进一步的提升，这是我们要做的。实际上历代各家都是结合了本时代最好的科学技术，而有了新的提升。当我们把这几部经典读熟了就够了。我们足以解决临床上的诸多问题。

对于经典的学习，我个人总结了四个字：读、背、思、用。读：读得太少，则传承不足。一部《黄帝内经》要读几遍？不是说要读几遍了，而是每年都要读。读得太少则继承不足，继承不足，何来的发扬？背是任何一门学科的基础。读和背是重要的基础，更重要的是思。要想，要去思考。思完之后要用，用完之后才能变成自己的东西。例如，少阴病反发热，脉沉弱，麻黄附子细辛汤，如果不用就弄不明白。吴鞠通《温病条辨》中的银翘散，我二十多年都不用，说这方子不治病。一直到了 2009 年，H1N1 全球爆发流行，我才用银翘散，很有效。后来明白不是我不会用，也不是我不用，是因为我没见过这种病。温病在北方少见。其特点是什么？太阴温病，发热而渴不恶寒，和伤寒截然不同。H1N1 的症状就是发热、渴、咽喉不适、不怕冷。没有恶寒的任何特征。所以这是银翘散应用之处。对于银翘散怎么用，吴鞠通讲得非常细，八味药打成散剂，用芦根来煎，轻者一天喝 3 次，重者一天喝 4 次，再重者 2 个时辰喝一次，直至热退。热退的标准是什么？汗出、热退、脉静、身凉。中医学对于外感病的标准非常清楚，用了才明白。用的过程才会变成我们自己的东西。

《黄帝内经》实际上谈了几件大事：第一个是养生康复，《上古天真论》《至真要大论》讲的都是养生问题、人的生长发育；第二个是讲急性病怎么治，有人说我是搞急诊的，所以这么说，可仔细想想，《黄帝内经》不都是讲急性病吗？如大厥、煎厥、薄厥之类的厥证就是突然发生的，讲的很多都是急性病的理论，养生康复也有一部分；第三个是讲经络针灸穴位，多在《灵枢》篇，实际在《素问》中也有一些内容。中医基础理论是《黄帝内经》奠定的，这是没有问题的。

《神农本草经》讲的是药物怎么用，它们之间怎么配伍。讲了君臣佐使、七情配伍这些配伍原则，实际上更讲了单药治病和两味药的配伍。《神农本草经》讲某一味药治什么病，历代老先生用药都会参考。《黄帝内经》延续下来的一派医家叫"医经派"，由《神农本草经》延续下来的叫"本草派"，他们看病往往先考虑药，在法的基础上考虑药物如何配伍，像李时珍、赵学敏、北中医的颜正华颜老，以及咱们医院的周平安周老。《神农本草经》很短，共300多味药，有些咱们临床没有很好地使用，有些经常使用，看一看，会对大家很有帮助。

对于治疗，典范的著作是《伤寒论》。《伤寒论》创六经辨证体系，从六经论治外感热病，是非常典范的。我们怎么来治外感热病，《黄帝内经》里没讲，到张仲景用《伤寒论》提出六经辨证，太阳病又分太阳伤寒、太阳中风、太阳温病，三个鉴别很清楚。"太阳伤寒，或已发热，或未发热，必恶寒。""发热，汗出，恶风，脉缓者，名为中风。""发热而渴，不恶寒者，名为温病。"三条把伤寒、中风、温病讲得非常清楚。有一分恶寒便有一分表证指的是伤寒。所以说《伤寒论》给我们一套非常好的法则来治疗疾病，它是治疗学，如何治疗的典范。由《伤寒杂病论》分出来另一本书叫《金匮要略》，实际它是方剂学，以病代方。

当然还有很多其他的经典著作值得我们去学习，去思考。现在读经典的人太少了，为什么？读不懂。为什么读不懂？不认识字？都认识字，不知道这些字什么意思，这些字知道什么意思，放在一起不知道什么意思。读经典不仅要读中医的经典，还要读古代一些经典的著作，比如《论语》《大学》，都读一读。为什么说现在中医不好，因为现在没有中医的生存环境了。中医赖以生存的环境是什么？是中国文化，中国文化都没有了，它哪儿还有生存之地啊？现在从小我们学的就是现代文化知识，接触的是现代文化理念，反过来读中医的知识，就不认为它对，关键在于读不明白。所以我们要去学习中国古典文化。

我们现在读得太少，继承不足，是最大的问题。读了吗？读了，一本书读三页放下了，两年以后还是三页，再过两年，多了一页，这是读什么书呢！根本没有读，继承不了，又怎么传承？读书是基础，背是根本，任何一门学科的基础都是背。第三，要思考，多去想一想。我们读、背的目的是想，书越读越薄，为什么？记得东西多了就薄了，十分钟之内就能把大部头捋得很清楚。我记得我上学时读那本书那么厚，背完了就一点儿，闭上眼睛一想，这本书的内容就都出来了，想的过程就是思考知识之间内在联系的过程，它们之间层层推进。最主要的是要用，要把我们读、背、思考所掌握的知识通过应用转化成我们的能力，这是我从读经典方面想跟大家说的一些事儿。

5. 谈经典对于"气"的认识

学中医不懂气相当于没学，懂气就入门了。气是中医学的核心，气是什么东西？解释不通，解释不明，非要解释的话，气实际上是人的根本。咱们坐在这儿听课、讨论问题，是什么原因？因为我们有气。气既是功能又是物质，实际上它是功能和物质的混合体，不要一提到气就认为是功能的，没有物质。气是物，是精微的物质，功能只是气在运动变化过程中的一个表现。从气的分类来说，有精气、元气、真气，这是气的根本，生命来源于精气、元气、真气，这是整体的气的概念。根据气的功能部位又分为几种：在上，胸中，称为宗气；在中焦，中间，称为胃气，也称为中气、后天之气；在下称为肾气、元气、先天之气。宗气、卫气、肾气实际上都是精气、元气、真气所化生的，一源三歧，通过气的运动变化使生命能够旺盛，能够得到很好的展现。《黄帝内经》162 篇中用"气"来命名的有 19 篇，内容涉及"气"的有 131 篇，如果加到一起占总篇数的 93%，实际上这一部书讲的就是气。对于气的种类，有 271 种，有 2997 种命名，这很可怕。正因为这些问题，后世学习《黄帝内经》会出现很多疑惑，因为这些文章都不是一个人写的，不是同一个时代、同一个地点写的，导致命名出现这么多。但是我们要认真理解"气"，"气"在整个《黄帝内经》中是一个非常重要的概念和内容，读的时候要针对"气"归纳、总结，学习"气"的概念是学习中医的开始和根本，能最终够在中医的病生理学和治疗方面有更深刻的认识。

气按功能部位分三种，胸中的宗气、中焦脾胃之气、下焦肾气，历代医家谈论很多。李东垣谈三焦脾胃之气，著有《脾胃论》，成为"补土派"；张景岳、赵献可从肾来论治；一为先天之根，一为后天之根，唯独对于宗气的认识不多。我在读经典的过程中感觉宗气值得我们去捋一捋，其实很多中医的大家都在思考，都自觉不自觉地在用这个概念，只是并没有提出理论。

《灵枢·邪客》讲："五谷入于胃也，其糟粕、津液、宗气分为三隧，故宗气积于胸中，出于喉咙，以贯心脉，而行呼吸焉。"这一段话基本上把宗气从哪来的、具有什么核心功能讲得一清二楚。来源于脾胃，来源于五谷的消化，宗气向上"积于胸中，出于喉咙"，实际在上焦，功能是"贯心脉，行呼吸"。《灵枢·五味》讲："谷始入于胃，其精微者，先出于胃之两焦，以溉五脏，别出两行，营卫之道。其大气之抟而不行者，积于胸中，命曰气海。"这里仍然讲了五谷之气、宗气。宗气与天地精气有关系，"循喉咽，故呼则出，吸则入。天地之精气，其大数常出三入一"。大自然的清气是不会有变化的，但是我们不吃饭就坏了，会导致宗气不足，"故谷不入，半日则气衰，一日则气少矣"。所以脾胃之气、中焦与积于胸中的宗气关系很大。宗气，祖宗的宗，气的根本，先天在肾，后天在脾胃，小孩出生时一声啼哭是把宗气打开了，自然界清气一进去，宗气形成，司呼吸、贯心脉，人的生命就开始了。不要小看宗气。孩子不哭，自然界三分之一的清气进不去，宗气不能形成，不能司呼吸、贯心脉，生命不能存活，《黄帝内经》在这方面认识还是非常到位的。宗气的形成在于中焦精微和吸入天地之精气，积于胸中，司呼吸、贯心脉。人的鼻子好坏与之有关，如过敏性鼻炎等。宗气梳理起来非常有意思。《内经》称为宗气、大气，相关的有胸中、气海、呼吸、心脉，宗气功能出现异常的情况有宗气虚、宗气外泄、宗气下陷、宗气闭。以上是我学习《黄帝内经》后对宗气的理解和认识。

后世医家如何思考宗气？如何应用其去解决临床问题呢？这里就要讲把知识转化为技能、转化为解决临床问题的实际能力。后来读到张仲景《金匮要略·胸痹心痛短气病脉证治》，虽然张仲景没用宗气的概念，但却有非常好的体现："夫脉当取太过不及，阳微阴弦，即胸痹而痛。所以然者，责其极虚也，今阳虚知在上焦，所以胸痹，心痛者，以其阴弦故也。"这里讲的仍然是宗气的问题。第一取脉，第二看呼吸，上焦、胸痹、心痛、短气，脉有变化是虚，平人发病是实，这一段话是张仲景对宗气积于胸中，出于喉咙，行呼吸，贯心脉这一经典论述很好的诠释。张仲景在写书时除了序里面引用"阴阳大论"等，在正文里很少引用经文，实际上他是把理论融在他的体系中了。"平人无寒热，短气不足以息者，实也。"脉有变化的为虚，虚在哪里？上焦，是胸痹心痛。胸痹是什么？实际上是胸中之气闭阻，胸阳不展，什么气闭阻？宗气闭阻。是邪气把宗气闭住了，导致胸阳不展，而出现一系列的变化，这是从病机来认识的。这里把这三个症状放到一起，三者都是呼吸、心脉的事儿，这就是对宗气的应用。胸痹实证怎么治？"胸痹之病，喘息咳唾，胸背痛，短气，寸口脉沉而迟，关上紧数，瓜蒌薤白白酒汤主之"。现在总说胸痹是冠心病，那到底是冠心病吗？跟冠心病关系大不大？冠心病中的心绞痛，那个疼是什么感觉？"喘息咳唾，胸背痛，短气"。心绞痛是一种窒息感、压榨感、憋闷，发作有时，好像与胸痹关系不大。胸痹实际上是邪气闭阻导致宗气运行不利，不能够司呼吸、贯心脉，出现短气、胸背痛。是短气，而不是气短。瓜蒌、薤白是张仲景治胸痹实证的核心药物，但散利作用很差，所以用了白酒七升，瓜蒌一个，薤白半斤来治疗。张仲景在学习、传承宗气理论的基础上，创造了临证的诊断治疗方药。我们对于上焦心肺病变都可以从这方面来治疗，如COPD、慢性心衰。随着进一步发展，张仲景又发现问题："胸痹不得卧，心痛彻背者，瓜蒌薤白半夏汤主之。"怎么解释？因为心痛彻背而导致不得卧的情况下，邪气闭阻更多了，所以加了半夏一味。半夏做什么用的？治失眠的，半夏秫米汤呀！这是《黄帝内经》里的药呀，张仲景把它拿过来了，张仲景是读通了《黄帝内经》，用的时候是灵活自如，但又不是自己去编造的。传承，只有承的下来才能传得下去，他把《黄帝内经》的东西承下来了，并没有说原文，而是用它的理、用它的法治病。白酒七升变成了一斗，温散力量更强，它没有说用水煎，都是用酒煎，一斗酒煎成四升，温服一升，日三服。"上三味，同煮，取二升，分温再服"。轻者喝两次，重者次数增加，古人讲的量、效没有说固定的就这么吃。大家回去看一看吴鞠通对于银翘散怎么服用，不是早晚各一次，去看看他怎么用。不得眠是因为烦躁失眠，为什么？胸痛彻背，邪气重，闭阻而不得通，加了半夏，重用白酒，通阳下气，上焦得开，宗气得以畅行呼吸贯心脉，各症得解。张仲景对于症状由轻到重用药很有见解。我们临床开药一定要是这样：加一味药多了，减一味药少了，减5克不够用，加5克过量了。

开方药开到这份儿上就开出艺术了，但不能堆砌药，这一组开 5 味，下一组开 6 味，补气的开 3 个，活血的开 5 个，养血的开 6 个，最后组成一个方子。张仲景开方，多一味少一味是不一样的。

紧接着他又论述了胸痹伤及中焦的认识："胸痹心中痞"，不疼了，痞是虚、痞满；"留气结在胸，胸满，胁下逆抢心，枳实薤白桂枝汤主之，人参汤亦主之"。大家读一读《神农本草经》，看看枳实是用来做什么的。煎药方法也不一样，用水煎，不用酒了："以水五升，先煮枳实、厚朴，取二升，去滓，内诸药。"人参汤也可以用，就是理中丸，把理中丸改成理中汤，这里出现了桂枝、人参、干姜、白术、甘草，由祛邪到扶正，一气呵成，井然有序。"痞"，为气结，邪陷逆；"抢"，撞的意思，腹气上撞，恶心，不舒服，枳实用来降气。邪气闭阻胸阳，胸痹，宗气受损，进一步伤及中焦，脾胃之气受损，精微之气不足，所以中气不足，枳实开上焦，厚朴畅中焦，桂枝温中阳、助中气，瓜蒌、薤白是治疗胸痹的主药，虽不以它们命名了，但是这两味药不会变，只要诊断为胸痹，它的核心药就是瓜蒌、薤白，不能不用，这是中医的辨证论治和专病专方，专病专方就是瓜蒌薤白，辨证论治要么加半夏，要么加酒的量，减少薤白，要么加枳实、厚朴，加桂枝。张仲景说人参汤有效，并没有说完全可以用这个方子来治疗。调中焦使中气足，中气充足以后，上焦得开，病可以得到缓解。对张仲景的《胸痹心痛短气病脉证治》篇，如果我们从中气的角度理解、思考，就会很清楚。我们知道了瓜蒌薤白的功效，也知道半夏、白酒、枳实、厚朴的作用，人参、白术又起到了什么作用，开方子才会丝丝入扣，非常精到。那张仲景是不是百分之百正确？不一定。对于中气不足认识到位了，但是在治疗方面只提到了理中汤，理中和建中是他的两大法则，但对于中气不足、中焦问题到底怎么来治？理中我一直认为张仲景是不得已而为之，在他那个诊疗体系中只有这些，并没有更新的东西，但这样的认识为后世医家奠定了基础。

对于中焦的治疗，张仲景创建了理中汤、小建中汤；大建中汤，到了李东垣，有了长足的发展，他提出了补中益气、升阳的概念，这些理论仍然来源于《黄帝内经》，来源于劳倦内伤的理论：阴虚生内热。中医讲阴虚生内热、阳虚生外热，阴虚实际上是五脏的不足，应该说对于中气不足不能理中，要补中升清，理中、温中、建中对于中气不足的治疗有效，但不是最好的，李东垣对脾胃升清降浊有了很好的发展。所以说，中医从古至今没发展是因为我们没有认真地思考这个体系，如果思考了各代医家会一直在推动。到了喻嘉言，他有一本书叫《医门法律》，讲了医生应该如何遵循医学道理，这本书很有意义。书中有大气论，大气就是宗气，有营气、卫气、中气、脏腑之气、经络之气之分，"其所以统摄营卫、脏腑、经络，而令充周无间，环流不息，通体节节皆灵者，全赖胸中大气，为之主持"。即说所有的气都依赖于大气，就是宗气。"五脏六腑，大经小络，昼夜循环不息，必赖胸中大气，斡旋其间，大气一衰，则出入废，神气化灭，气立孤危"。但是在治疗上，喻嘉言显然对张仲景崇拜有加，对于李东垣知之甚少。从成无己注解伤寒论以后，整个医学界都变成张仲景的了，没有人学别的了，谁敢超越张仲景，必会遭到质疑，所以李东垣等在那个年代必须尊重张仲景，可以想象清朝出现的温病学要有多大的勇气。喻嘉言也不例外，讲了半天，说了很多，一谈治疗，仍然离不开张仲景，确实他也谈到胸痹心痛，瓜蒌、薤白，所以古今医家在认识上是一致的，只不过他在理中汤基础上提了一个枳术丸，枳术丸中枳实、白术到底怎么来用，喻嘉言没有好好看李东垣是怎么用的，刘完素是怎么用的，所以说他讲的理论很多，但在治疗上没有超越张仲景，更没有超过李东垣。一直到民国时期的张锡纯，对于宗气和大气下陷论述得酣畅淋漓，张锡纯可以说既继承了张仲景的学术内涵，又吸收了李东垣的思路，才有更多的发挥，叫大气下陷，宗气下陷，而且制定了升陷汤，从而完善了宗气为病的各种治疗，补充了宗气发病既有外感也有内伤。所以我认为，医学的发展始终要围绕着学科体系去做，高明的医家们在认识问题上是一致的，只有这样才能推动整个学科的发展。

宗气理论是不是到此就可以为止了？应该不是，它在各个专科、各个疾病里面都有很多值得去思索的问题。当然，通过对经典的学习，从《黄帝内经》的论述到张仲景的运用，到张锡纯、李东垣、喻昌喻嘉言对宗气的认识，可以看出，这个理论体系还不是很完善。在整个中医的理论体系中，"气"是丢失最多、认识最浅的一个。

大家看升陷汤，升陷汤不同于补中益气汤，我一直在想升陷汤能治疗大气下陷，临床表现是气短不足以息，它不是短气，与短气不一样，或努力呼吸似乎喘，但它不是喘；或气息将停，危在顷刻，兼有寒热往来，咽干作渴；或是胸闷怔忡、神昏健忘等，症状很多。由黄芪、知母、柴胡、桔梗、升麻组成，与补中益气汤不一样，是将气提到上面，从上面走，即对于整个上面宗气出现问题以后用黄芪、知母是非常好的配合治疗。所以，不要认为升陷汤是补中益气汤，它没有用到中焦（脾胃）上，只是对于胸中大气提和补。补中益气汤关注中焦脾胃的治疗，而升陷汤重点关注是上焦心和肺。二者在治疗理念上有关联，但治疗重点是不同的，升陷汤未用白术、陈皮这样的脾胃用药，但是用了桔梗开肺气，临床应用也是不一样。

既然宗气司呼吸以贯心脉，那么对于慢性的呼吸衰竭，为什么上呼吸机治疗？因为病人不能呼吸了。不能呼吸即宗气不能司呼吸了，引起宗气不能司呼吸的原因是什么？要么是邪气闭阻了，要么是宗气突然下陷了、没有了。用呼吸机为使宗气得以完善，呼吸得以保证。从现代医学角度讲，用呼吸机以后调大氧的浓度，增加压力，为什么？因为自然之清气只有三分之一，增加氧的浓度以后实际上补的是天地之精气，精气多了，然后使宗气能够增加，能够贯心脉，保证人的血运正常，能够司呼吸，在机器的帮助下使呼吸还能存在。因此呼吸机在中医来讲可以补宗气。但呼吸机不能老带着，要把它撤掉，就要把宗气调整好，要通过调整脾胃使中焦的脾胃之气能够上升，变成宗气，这样呼吸机的氧浓度才能下降，压力才能够得到改变，最终达到脱机的目的。实际上，中西医只要合理使用，对于不管是什么样的危重病，都可以去做。要敢于用中医的理论来解释现代的医疗技术，为我所用。我们可以利用这样一个理论体系，把现代的优秀技术拿过来，为我所用，变成中医的一种技术。中医不缺理，中医是缺术，术就是技术，现代医学、现代科学技术很高明，怎样把现代技术通过中医的理论指导变成技术，中医要开放、要包容，不要说呼吸机是西医的，不要一说开刀就都是西医的，我们要将中医的道理合理规范地使用，既要看如何使用呼吸机的参数，还可以用中医的理论来指导，更好地把呼吸机应用好。我们要把现代技术变成中医的内涵去做，吸收过来，把它变成中医的，即把理论的发展与当今的科技去相互结合，形成一种全新的东西。不要一提中医就是很经典的，中医也是很先进的，中医能够很好地与现代科技结合，只不过我们自己把自己禁锢了，我们要善于用我们的理论去包容、去思考现代科技，现代科技就会成为中医的内涵，关键我们要发展、要去做。中医在不断的前进，中医在不停的发展，都会与当时的先进科学技术结合。我们要认真地去把先进的科学技术做很好的梳理，去运用。

6. 结合经典谈辨病的重要性

目前中医最大的问题在哪里？我们整个临床学科里面，过分强调辨证论治。辨证论治成了中医阻挡一切的指挥棒。治不好了，你辨证不对；论治不好，疗效差了，辨证不精，论治有错。辨证论治是学习中医治疗疾病的基本思维方法，就像乘法口诀一样，二乘以三得六，这是基本的东西。如果我们不去对辨证论治有很好的认识，对这个理念不认识透彻，你就不是中医大夫。那为什么我又说中医辨证论治用泛了？离开了疾病谈辨证论治是很麻烦的，离开了疾病光去说辨证论治实际上就是对症治疗，专病专方的治疗才是我们中医治疗的最高标准。刚才讲胸痹心痛，胸痹是专病，基本用药瓜蒌、薤白，不管在哪个层面，对这个病的治疗，这两个药是不会变的，只不过是根据疾病的变化会调整些加减药味，变化就是辨证，你看张仲景这几个方子，瓜蒌、薤白丢了吗？没丢，量在变化，但这两个药从来没丢，这给我们什么启示？即一定要掌握疾病的概念，要学会诊断疾病。

现在我们中医界不会诊断疾病了，一诊断疾病，就按西医的分类与病名，把中医的病名丢得一干二净。名不正，言不顺，理不存，我们不去把中医自己拥有的疾病的病名理清楚，怎么去治疗？如果按西医的病名，治冠心病，中医治过吗，没有，哪儿也没讲过冠心病的治疗，但是我们要对冠心病有一个非常科学合理的认识，就是我们中医的病的概念。冠心病是胸痹吗？肯定不是胸痹，或说不完全是胸痹，它会贯穿在其他一些疾病里面。专病有专方，专方有专药，这是针对疾病的，在不同变化过程中，我们来进行加减治疗，这是治疗的核心点。如太阳伤寒是个病，绝对没变化，只要诊断为太阳伤寒，肯定是麻黄汤，再严重的是什么，大青龙汤，不会有变化的。太阳中风桂枝汤，太阴温病银翘散，阳明经证白虎汤，阳明腑证承气汤，等等。这就是专病、专方治疗。历史上咳嗽张仲景用半夏干姜细辛五味子，百合病用百合地黄汤。古人给我们立了非常好的规矩，做了非常好的示范，而我们在学习过程中传承不足，读书的过程中思考太少，导致我们在临床过程中，对于中医理论的临床思维处于一种非常偏的层面。

温病学常谈的风温、春温、冬温、暑温，以及一些其他疾病的概念，现在临床上都找不着了，是没有这个病了吗，实际上是我们不认识这个病了。对温病要判断是风寒、风热。风温按风温治就行了，春温按春温治就行了，为什么还分风寒、风热呢？实际上还是辨伤寒和温病的，温病按温病治疗，伤寒按伤寒治疗，但是大的方向没有问题，其在皮者汗而发之，在太阳病以汗法为主，在卫分仍然是以汗法为主，只不过用的药思路不同。在卫汗之可也，为辛凉解表法，辛凉解表法怎么形成的？是清热解毒药加辛温药形成辛凉解表法，原来是这么学的。

所以我认为，总结古人的经验，总结古人对于中医学的认识，是我们每一个中医人要做的艰苦卓绝的工作，对老前辈、老专家的经验传承仍然要用中医的核心理论体系——病证的概念体系来传承。现在对于中医名家的传承，只满足于一方一法，这是最表层的、最基本的，我们要看到学术体系和学术内涵。有些老师不一定能说得出来，但是他会看这个病，会用这个药，恰恰需要年轻一代去总结、思考，所以说要重视中医疾病的概念，要研究中医疾病的内涵、外延。

有人说现在的病证结合是一个很好的办法，用西医的病、中医的证候，这是现代中医研究和发展的一条非常重要的思路，但是我们不能限于现代疾病中。记得有一次我问一个医生：COPD 慢性阻塞性肺病发作期，AECOPD 中医怎么治？这个大夫应口而答：清热化痰宣肺止咳。很坚决。后来我说，你退出来，按中医对 AECOPD 的认识，从你的治法推论以后，为痰热扰肺、肺失宣降、肺失宣发的理念，那在临床诊治 AECOPD 病人，有几个层次呢？第一种，有发热来的，以发热为主伴有一些咳嗽，既然发热来了，我们要认识这个发热是外感还是内伤，如果是外感发热来的，要认识它是温病还是伤寒，是不是这样来做的？第二种，发热不重就是咳嗽很厉害，中医称为咳嗽病，咳嗽就是肺气不宣。第三种呢，咳嗽不重，喘得很厉害，喘是什么？肺气不降，肾不纳气，浊气内阻。三种病机都不一样。还有昏迷来的，神昏是一种窍闭，闭证神昏还要分脱证和闭证。这些都不一样，疾病的病名不一样，它的核心病机就不一样，治疗法则也不一样。西医的一个病，如果我们把它非要对应，那可能会出问题的。所以说我们研究西医的病，用病证结合的方法，还要有机地去做，因为同样的西医病名，在中医诊断的疾病是不一样的，治疗也不一样。即同样的 AECOPD，不同的治法，意义不同。

我在一直想，我们可以，如血瘀病，不叫血瘀证；肾虚病，肾阴虚病，不叫肾阴虚证，现在我们把证候说得太泛，导致我们治疗一病十方。如果诊断为血瘀病的话，我想大家不会是十个方子，肯定是一个方子，只是用药略有不同而已，诊断为肾阴虚病了一定是六味地黄丸，还有变化吗，有，顶多是加点补肝阴的药，肝肾同源，再弄点补肺阴的药，金水相生，但是基本治疗方法不会变。我们当代的中医应该坐下来想一想，能不能提出这样一个问题，能不能提出这样的思路，为我们整个临床治疗提高所应用，为我们的深入研究所应用。

我今天利用这么一个多小时，和大家聊一下我个人在学习经典、读经典的过程中，对于医学道理的深入理解，以及历代医家怎么明医理。结合张仲景的《胸痹心痛短气病脉证治篇》的分析，通过对于宗气的认识，只是一个范例，只是一个思考，也希望咱们在座的各位，去思考这些问题，去做这些问题，能够有更多的讨论、更多的思考，能把中医的理论有更大的发展。宗气这个范例也就是给大家看中医的理论是在不停的前进，不断的发展，而不是说停留在《黄帝内经》阶段就没了。我们当今如何结合科学技术，利用中医这个非常包容的理论体系，形成我们中医的创新，使我们在理论体系上有所创新，有所发展。当然更希望我们能经常坐到一起，像我们以前的老前辈一样，围绕一个问题，深入讨论一个病名，一种治法，一种用药，一味药的制剂，然后去研究，最终能够使每个人都能提高，使学术逐渐发展到一个最高的境界去。

三、急危重症中医临床思维之思考

急危重症中医临床思维之思考，是非常难的问题，我一直在想，什么叫做思维，是一种什么样的理念。记得上大学的时候读过一本钱学森钱老的书，叫《关于思维科学》。钱学森作为我国的大科学家，研究核物理，研究的是很精尖的原子弹，后来反过来研究科学思维，包括对中医的认识。牛顿，伟大的物理学家，研究万有引力等物理问题，也很精尖、经典，到了晚年，反过来也在思考科学领域的思维。只有思维想明白了，科学才能有很大的进步。钱学森把整个科学分为自然科学、社会科学、数学科学、人体科学、思维科学，其中思维科学是所有科学的总线。思维科学有三个核心内容：第一，思维科学仍然有它自己的基础科学，任何学科没有基础科学是不行的，基础科学对于思维科学来说就好比人的大脑与神经；第二，是技术科学；第三，是应用技术；这三个要点构成了思维科学的内涵。

1. 什么是中医临床思维

中医的临床思维就是如何看病。临床思维中医有，西医也有，西医的在发展，从循证医学到精准医学。循证医学是基于信息、统计方法、电脑等，没有这些技术做起来很难，精准医学当然是有了基因的准确认识，才能准确应用。我们中医的思维范围很广，中医临床思维是很重要的部分，是中医思维最终的落地点。研究中医临床思维，要弄清楚临床现状。临床现状是什么？90%以上，或许我说的数值还有点低，我们的临床大夫，是在整个大的科技背景下、西医的科学理论指导下开展中医诊疗行为。在座的所有人，包括我在内，都是在科学的环境下成长起来的，这种情况下学习中医，一定会把中医带到科学的理论中。现在来了一个病人，胸闷、胸痛，做了西医检查，发现为冠心病、不稳定型心绞痛，是冠状动脉的问题，西医讲得很清楚，那中医认为一定是瘀血阻脉了，治疗上活血化瘀通脉就行了，可这里面哪有中医的事儿啊？又如一个慢阻肺急性发作的病人，有发热，西医认为往往是感染诱发的，感染不是细菌就是病毒，因此清热解毒化痰、宣肺平喘的治疗方法就出来了，这里面也没有中医的事儿。我们现在看病绝大部分是这么看的，这样要提高中医的疗效，很难，当然也会治好病，巧合而已。

研究中医临床思维的关键问题，在于一定要知道中医的基础是什么。中医有自己的基础理论，从《黄帝内经》到《伤寒杂病论》，应该说理论基本完备，后世的发展只是在此基础上略有发挥，这样完善的理论，还要怎么提升？西医的发展是科学技术的进步导致其快速发展。中医的发展也是因为科学技术进步了，另外思辨理论发展使中医有了提升。近一百多年，中医最大的问题在于不怎么借用现代科学技术，总是固步自封，其实科学技术一直与中医很近。急救、气管插管，《肘后备急方》中葛洪就应用过，只不过葛洪用的竹管，插进去气反则活，不反则死；现在咱们用的是硅胶的。心脏骤停猝死的病人，《金匮要略》里面讲了，上吊自杀的病人，也提到了救助方法。现在好像一提起借助现代科学技术就不是中医了，这样我们就陷入一个误区。把中医标杆成铁杆中医，我不赞成所谓的"铁杆中医"，中医就是中医，不离开中医原本的东西就是中医，我们是要返璞归真，但要从中医理论做起。

2. 什么是中医急危重症的临床思维

当然我今天是从急诊、危重症角度入手，来思考中医临床思维。急诊危重症是一个大的概念，这个学科关注的是发病时的状态、生命体征（体温、呼吸、脉搏、血压），更关注人的整体变化。我认为，急诊危重症病医学是源于中医学的，中医学关注人的整体，关注整体在这个阶段的表现。中医学是以急诊危重症为起源的，急诊危重症的救治推动了中医学的发展。

急诊危重症不是看什么具体病，中西医都如此，它研究的是急诊的分类，第一，看是不是急病人？第二，看是不是重病人？第三，看是不是危重病人？第一种急病人，发病非常急，非常难受，但是生命体征平稳，这种病人中西医都能很好治疗。第二种重病人是最危险的，潜在的生命危险最大，如果不去重点关注，病人会突然加重甚至猝死的，这类病人中西医都有很多办法。第三种危重病人，发病急而且重，随时都会死亡，或者已经无生命体征，这种病人，中西医都没有很多办法，都在研究。

ICU 这个学科是随着危重症多了以后才出现的，是病人、社会都需要的。病人来急诊以后，医生不太看他是什么病，而是看他整体状态，急但不危及生命的，开点药回家了；重的要留观；危症的送到抢救室，急诊与其说是技术不如说是分类，将病人明确分类并抢救。在急诊领域，所有的医学都有优势，都是危重症医学缺的，为什么？技术不够。例如，呼吸机减少了危重病人的死亡率，但在20世纪70年代呼吸机却又叫"吹死机"，因为只要一上呼吸机病人就死了，原因在于：第一，呼吸机性能不好，第二，应用技术不熟练。随着呼吸机性能的改善，及医生护士熟练应用，呼吸机才从"吹死机"变成救命的机器。最初在急诊方面，不但缺乏能维持生命体征平稳的技术，也缺乏对疾病变化规律的认识。通过近几十年的研究，西医掌握了很多技术，技术是个中性词，没有中西医之分。技术是科技的，西医用了变成西医的了，中医用了变成中医的了。

这几年我们医院同国家自然基金委重大项目研究一起，利用光来研究皮肤损伤中医的证候、疾病演变规律的客观化标准。我们跟清华大学光学院的教授们一起探讨，把测量玻璃是否平整的 OCT 扫描技术拿来，从工业设备转换成应用于人的设备。设想基于光既然对创面有影响，那么对人的面色应该也有影响，会因人的神态有变化，因为人看到的东西是光的反射。所以，现代科学技术一定要去用，不用就很难再前进，而中医与科学技术若渐行渐远，中医的发展就会走到一个死胡同。例如，针灸最早用砭石来刺激神经，是最低等的，因为在石器时代石头是最好的，后来有人发明了竹针，用竹子来代替，冶金技术发展后出现了金属，因此随着技术发展我们能做的还有很多。

3. 中医对急危重症病因的思维认识

什么样的病因导致急危重症？病因的确定是提高临床疗效的关键，尤其是对急诊危重病。急诊病因包括内伤基础、诱因和不内外因。有了内伤基础不一定发病，诱因是发病的根本，还有张仲景谈的不内外因。车祸撞断腿、狗咬等就是不内外因，尤其是突发公众卫生事件，都是不内外因。常见的诱因包括外感六淫、疫疠毒邪，常常与内伤基础相合为病，如风热、风寒等；七情内伤过激，大怒、狂喜、忧思等；饮食劳倦内伤。分析病因要把中医基础理论、中医诊断学的东西应用到急诊中。内伤基础的特征：易感性，正气存内，邪不可干，邪之所凑，其气必虚；非典型性与复杂性；有明显内伤基础病特点。如素有喘证，急性发病时以喘为主；素有胸痹心痛的，发病时以胸痛为主。不内外因实际是危重病独特的病因，有明显的特点：致病因素的一致性，症状、证候演变的一致性；突发性、群发性；季节性、地域性和区域性。继发病因有痰饮、瘀血、结石、毒等，为在内伤、诱因的基础上继发的病因，往往在疾病发展过程中起到了转折的作用。

4. 中医对急危重症病机的思维认识

急危重症的发病有卒发、伏发、复发、合病、并病。仲景多次强调合病与并病，实际上是疾病的复杂性，合病并病死亡率很高，治起来很难，当今仍然是急诊的重点。因此我们不能光看到太阳病，忘了少阳病，也不能光看到少阳病，忘了阳明病。对于急危重症病机的认识是临床提升的关键，《黄帝内经》说："谨守病机，各司其属，有者求之，无者求之，盛者责之，虚者责之，必先五胜，疏其血气，令其调达，而致和平。"根据我几十年的经验，可以概括为"正气虚于一时，邪气突盛而暴发"。正气虚于一时有几个层次，而且急诊危重症与它们很有关系：气、津、血、精、神、脏真受损。最轻的病人就是在气和津液，只是气机紊乱，气的运行发生了变化，津液的代谢紊乱，造成了日常的很多急症。如果疾病进一步到了血的层面，一定就重了，因为心主血、肝藏血，遇到这种病人，就一定要留观，把他反推回津和气的层面，病人就稳定了。如果涉及精、神层面，病人一定进到ICU。神是对外的反应，没有神了，疾病自然很重。脏真受损，病人不是死亡，就是出现诸多后遗症和并发症。一般在门诊看的病基本上是气和津液层面的，涉及血的层面很少，而且是在气津层面上影响到了血的层面，所以总在门诊看病就会在危重症的治疗上出现问题，没见过危重症，对它的认识就达不到。

中医有卫气营血、八纲辨证、六经辨证、脏腑辨证等，对于急危重症怎么应用？三态就是虚、实、虚实互存，虚实互存不叫虚实夹杂，表明虚和实是互相存在的，就像一个社会一样，即有坏人又有好人，这是人体必需的一种状态，这三态改变了过去一分为二的看法，实际上还有中间态。三态是疾病发生发展变化存在的三种不同的状态，是疾病变化过程中的一个横截面，证候是相对稳定的，状态是不停运动的，把握住状态就更具有针对性，是提高临床疗效的基本途径。证候是肝肾阴虚，状态是肝肾阴虚与肝火上炎之间的关系动态变化，把握住它们之间的关系，就能在用药过程中有很好的疗效。

三纲辨证是在"三态论"的指导下对八纲辨证进一步的简化，在急危重症状态，阴阳、表里、寒热不能全面认识疾病的证候变化，而"虚实"两纲的变化可以涵盖其他六纲的内容，为了进一步简化急危重病的辨证体系，提出了虚、实、虚实互存三纲的辨证体系。虚证有很多表现，可以通过望、闻、问、切来判断，但ICU病人很多都是插管上机的，怎么办？病人上了呼吸机肯定是元气不足，安装起搏器也是元气不足，都是一种虚脱之象。我们看到的面色、精神、四肢的温暖程度、二便的情况、舌脉，都是虚象。实证也是如此，病人为什么做血滤？我认为血滤就是一种祛邪的办法，热毒瘀积太多，邪实太盛，用常规中药没有办法，就采用持续血滤把热毒排出去。我们要运用中医的理论来解释现代科学技术。现在我们看到的病人不是那么简单的，"虚实互存"不叫虚实夹杂，虚实可以夹杂，可以转化，可以相互存在。病人平素大虚，但在急性起病时是个实证，治疗以祛邪为主，可以回到原来的状态，没有必要看到病人一派虚像，但是忽略了实证，便治疗无效。表证未除，光治疗里证怎么行！仲景在表里问题上，如何先救表后救里、先救里后救表，都有非常重要的原则，虚实是相互存在的，不能说因虚而致实，也不能说因实而致虚，虽然有这种状态，但更多时候二者是有联系的。

5. 从病例谈中医急危重症临床思维

我们看几个病例。

病例一：这个病人很复杂，是多发性骨髓瘤，经过多次放化疗治疗，本身是非常严重的虚态，在住院期间突然出现胸高气满，继而出现严重的呼吸窘迫，收入 ICU，肺大片实变，转入时情况：神志清楚，喘促，呼吸费力，体温高、呼吸快、脉搏快，氧合下降。诊断：①急性肺损伤，Ⅰ型呼吸衰竭；②多发性骨髓瘤 IgGκ 型骨转移，高钙血症，肾功能不全；③腰椎压缩性骨折（L_1、L_2、L_3）；④腰 5 椎体滑脱；⑤高血压。病人在原来虚损的基础上合并了感染，诱发了呼吸衰竭。西医的治疗我们要去做，那中医的治疗怎么做？第一，他有非常严重的内伤虚损，且很多年了，在此基础上合并了太阳、少阳合病，见喘促、大汗、厥脱。该病人在肿瘤病区失治误治，因虚证一直在添精补髓，而导致了坏证。对病人来讲，元气大虚为根本，随后感受了疫疠之邪，是虚实互存，急性期二者之间的相互转化不会那么快，如果在早期把热毒轻轻地去掉，病人可能就好了，但由于没有去掉，热毒又在虚损的基础上进一步发展，导致了高热、喘促、神疲乏力、四末不温，为热毒内闭、气虚阳脱，扶正的同时要注意祛邪，用补中益气汤的思路。对于黄芪、人参的使用，东垣在补中益气汤中是小剂量，但该病人的状态很危重，补元气是根本，加上熟地黄、山药、山萸肉，添精补髓，顾护正气，期间体温逐渐下降，拔除气管插管，撤掉呼吸机。呼吸衰竭是因为元气不足而导致宗气不能司呼吸，呼吸机就是补元气、宗气、司呼吸的作用，用补中益气汤的思路是把宗气提上去，才能撤机。虽然不能根治该病人所有的病，但能改善其症状，使其精神好转、不发热、无明显胸闷呼吸困难，并成功脱机，回到肿瘤科，治疗原发病，后来该病人就出院。疫疠之气失治误治再次损伤元气，就会出现虚脱之象，治疗根本是固脱，在病人已经上呼吸机的前提下，如果还清热解毒化痰，则是没有把握住疾病的核心。

病例二：这个病人仍然是手术后病人，溃疡性结肠炎，全结肠切除，切的过程中失血过多。中医诊断：①肠澼湿热下注证；②消渴病？虚劳？虚损？西医诊断：①溃疡性结肠炎全结肠型；②结肠多发息肉；③2型糖尿病。消渴病的诊断后我打了一个问号，因不要看到糖尿病就认为是消渴，实际上这个病人是虚劳和虚损。糖尿病尤其是2型糖尿病病人用中医消渴病来诊断实际上是驴唇不对马嘴，我认为大部分都是中医的虚损，还没有到虚劳，到了后期有很多严重并发症时就是虚劳，所以对于中医诊断我们一定要准确。该病人由于大失血出现休克（失血量大概是2500毫升），神志不清，而转入ICU。对于失血导致的休克，过去中医也有很好的办法：速当固气。"有形之血不能速生，无形之气所当急固"，可以快速恢复有形之血，二者有机融合会提高疗效。该病人在液体复苏过程中出现意识障碍，也出现过心跳骤停，又复苏过来，又出现了多器官功能障碍综合征、休克、ARDS、急性肾衰竭、DIC、急性肝衰竭、急性肠衰竭。休克是厥脱，要回阳固脱。参附注射液的回阳作用跟多巴胺、多巴酚丁胺的升压作用有差异，联合使用，有很好的作用。神昏，是元气不足，脑窍失养，导致对外的神没有了，在恢复元气的同时要保护脑窍，中药给了醒脑静。急性肾功能障碍，见无尿、呕吐，中医认为是关格，无尿状态下病人就活不了了，而且热毒会越来越重，该病人在用了血滤后尿量逐渐增多。所以，不要说用了技术就是西医的，技术谁会用是谁的，一味中药，西医用是西药，中医用是中药，一个技术，中医用是中医技术，西医用是西医技术。这个病人很复杂，在治疗中坚持中医诊断核心，主要诊断为脱证，在此基础上合并了黄疸、关格、神昏、血证，治疗核心以益气回阳为主线，根据不同的阶段选取不同的方法来治疗。术后第二天开了第一个方子，既然是一个脱证，以益气养阴固脱、解毒化瘀通络为核心，予生脉散、参附汤，因热毒郁闭，加了枳实、大黄、承气汤。第二个方子，根据疾病的发展，阳气损害越来越重，把参附的量加上去，回阳仍然是核心。第三个方子加了茵陈，因为有黄疸了，表面看黄如橘皮像是阳黄，结合病机是阴黄，用了茵陈术附汤来治疗。第四个方子，根据DIC纤溶期有出血了，是由于气虚不能统摄，故以人参为核心，加上三七、仙鹤草，补气活血止血。第五个方子，根据肠功能障碍，全结肠切除，造瘘，腑气不通，用了 2 剂通腑泄浊的方子，同时益气回阳不变。第七个方子，随着病情稳定，用益气回阳、托毒外出的外科方法。病人在 ICU 住了 48 天，总结了其用药：早期红人参用量近 5000 克，恢复期生黄芪 1080 克，制附片 400 克，大黄 500 克，从这可以看出该病的核心就是元阳暴脱，故顾护元阳为根本，其次是瘀毒，大黄即是针对瘀毒。该例病案在虚实的动态变化中调整用药，起到了很好的救助效果。

病例三：这是个实证，在友谊医院 ICU 会诊的病人。间断发热伴皮疹 1 周，无明显诱因出现恶寒、发热，自行服用药物退热，后来出现皮疹、感染性休克，收入 ICU。该病人对补液反应良好，2 天后再次高热，出现 ARDS，血压下降，用气管插管辅助通气，肾脏替代治疗、PICCO 监测心排，应用升压药物。会诊时，病人面红目赤，胸前斑疹隐隐，舌淡，水样便，小便少，四肢冰凉，胸腹灼热，热深厥深。用了白虎加人参汤，加了红人参 30 克、紫雪散。对于热深厥深的病人，白虎加人参汤是核心。紫雪散清热解毒、开窍效果特别好。用药后第一天斑疹就退了去，然后下调药物剂量及脏器支持力度，第三天病人就脱离脏器支持，可下床活动，因在这个阶段邪气透出来了。该患者正气损伤，出现休克，用白虎汤泄热的同时，必须加人参顾护阳气，斑疹隐隐是热度已波及营血分，加赤芍、牡丹皮凉血和营，青蒿、金银花透热转气，加柴胡有四逆散之意，因症见胸腹灼热，热深厥深，不用四逆散开达气机肯定不行，不用白虎汤清里热也不行，不用人参，元气不足，则透发不出来。

病例四：虚证。这是一位老人，77 岁，黄疸 1 个月后住院。诊断为胆管癌，腹膜后转移，梗阻性黄疸。做完手术后住到我们医院外科，术后第 13 天突然出现吻合口大出血，胃镜提示吻合口溃疡，腹腔提示有积血，请全院多学科会诊。该病人实际上是术中将胃主动脉烧断了，如果不堵住血管，病人会死亡，在进行了胃主动脉栓塞术后，进入 ICU。病人面色非常虚弱，因是脱证，气随血脱，治疗以益气固脱为主，但是要保证腑气通畅，故用红人参 90 克，大黄 30 克，三七粉 30 克，从空肠管滴入。第二天，病人有肠鸣音了，脱象逐渐缓解，转回外科，又出现黄疸，非常严重，颜色虽鲜黄，但仍然是一个阴黄，以茵陈术附汤为核心加减治疗，十几天后恢复很好出院。这个病人元气不足为核心，故要顾护阳气，人参是根本。

通过以上这四个病案，我列了三个状态：虚、实、虚实互存，并如何应用好中医急诊的病因学、发病学和病机学的基础来进行临床思维。我们一定要梳理好基础理论，中医的基础理论从病因到病机，再到发病，把病因学分为内伤、诱因、不内外因，这是急诊医学的看法。从发病学、病机学，为"正气虚于一时，邪气突盛而暴发"，并结合从气、津、血、精、神层面去看。进入 ICU 的所有病人都有元气不足，顾护元气是根本点。我们今天很少讲到轻的病人，风寒、风热的病人，不管麻黄汤、桂枝汤，还是银翘散，都是气分层面，祛邪是根本，这里不过多赘述。我希望今天每个人都从各自的学科去思考中医的临床思维。

四、基于"经方理论"急诊危重症的思考

上午两位老前辈，李乾构李老讲了四君子汤、四君子汤变化及治疗慢性胃痛的应用，柴瑞霭柴老讲了讲桂枝汤、桂枝汤的变化和经方使用的八个经验，对大家应该有很好的启发。我今天想跟大家谈的是基于"经方理论"急诊危重症的思考，经方的理论与急诊危重症是怎么样的关系？经方理论是什么？急诊危重病又是什么样的情况？

1. 中医急诊重症医学发展概况

我们研究急诊医学的，会对急诊医学这样一个新兴的学科有所感悟：发展过程中最迅速的是近二十年。在这过程中，急诊医学关注的是什么？关注的是疾病发生时的状态，所以急诊科的大夫关注的是病人的状态、病情的轻重、是否危及生命，由此更加关注的是生命体征。病人来了以后一定要看看这个病人的生命体征是怎样的，即心率、血压、呼吸、体温的变化。这几个体征变化说起来很简单，但实际上这些变化关乎人的生命。急诊医学由于关注生命体征、关注发病状态，所以急诊医学更关注人的整体。病人来了以后，有时候急诊科大夫不太会关注是什么病，而是先看是否危及生命，所以它更是从综合整体来思考。中医是关注整体，关注人的整体变化，所以说实际急诊医学是起源于中医学。任何一门医学，最早都是起源于急诊，因急诊是救命的，急诊推动了整个医学的发展。急诊医学的发展也代表着现代医学的重要发展方向。如果你不去研究急诊医学，那你这个学科就失去发展动力，因为你不会救命了，当这个学科不会救命的时候，当医学不能救死扶伤的时候，医学就会停滞，当急诊医学的能力在消亡的时候，医学也差不多快没了，所以说急诊医学能不能快速的推进、快速的发展，也牵动着

医学的发展。

急诊医学对于疾病的分类不大按脏器来分，如心、肝、脾、肺、肾，血液系统、循环系统等分类。急诊医学最大的分类，是看是不是急的、重的、危的，这牵涉急诊科大夫处理病人的措施。所谓的急症，我分三类，发病很急，但是威胁不到生命，可以等一会，这是一类；第二类是重症，重症发病急，已经出现了生命体征的不稳定和潜在的生命危险，这类病人别放他走，赶快躺到床上留观，并进行后续的处理；第三类是危症的病人，发病急而且重，随时会出现生命危险，这类病人需要抢救才能维持生命，如血压突然升高了、呼吸频率加快了、低氧血症了，需要上呼吸机来维持生命的。所以说，危重症是急诊处理核心中的核心。而且随着医学的发展，这一点的处理范围会越来越大。

医学的终极目标是什么？两件大事，一个是挽救生命，一个是缓解痛苦。挽救生命就是救命，缓解痛苦是使病人突然发生的症状缓解减轻或消失。不管是挽救生命还是缓解痛苦，其核心就是急诊和急救。急诊和急救是推动中医学发展的核心动力，大家说中医学近一百年来萎缩了，为什么萎缩了，因急诊的技术在萎缩，中医急诊在整个医学的所占的比例越来越低了，处理的问题也越来越少了。

急诊的鼻祖是谁？张仲景，咱们的医圣。通篇《伤寒论》讲的全部是急诊的东西，通过上午柴老讲的桂枝汤，及桂枝汤一系列的变证，如桂枝加附子汤、桂枝人参汤都是治疗急症的，所以说张仲景的《伤寒论》研究的是急诊，是急救医学的专著。葛洪的《肘后备急方》也是急诊的手册，葛洪比张仲景晚一点，理论体系来源于张仲景。葛洪搜集了很多急诊的技术和办法，编成一本小手册，放到肘后，来了病人时如不会了随时拿出来看，跟现在在急诊科实习时一人装一个小手册的道理是一样的。张仲景的《伤寒杂病论》创立了中医急诊学最高的临床思维。中医学来源于张仲景，实际上急救医学是他理论核心的核心，急救医学是中医学起源的根本，所以我给了一个说法：中医学起源于急诊。

中医和西医，治疗急症和重症，都很有优势，中医能治，西医也能治，而危重症是一个空缺。随着技术的发展，治疗危重症的水平开始逐渐提升，危重症的研究开始找到规律，我认为现在所有的医学研究都来源于急症和重症医学。而对于危症状态下，病理变化尚缺乏规律的认识，因为到这个时候病人都死掉了，中医没有太多的认识，西医也没有，中西医是同步的。西医学发展至今，它哪里发展了？哪里都没发展，因为现代医学从解剖学到细胞学形成以后，西医的理论框架已经很完善了。近百年的发展是现代科学技术的发展，西医学非常善于借鉴现代科技声、光、电的技术，然后推动了西医的快速发展。西医由于善于借鉴现代科学技术，它的技术一点不缺乏，各个学科的技术都很广泛，但是西医缺乏内在的理论基础，理论并不是很强。中医呢，理论思维非常强，但对于现代科学技术的接受能力比较差，似乎一接受现代医学技术似乎就不是中医了，这样就很麻烦。技术是一个中性的东西，谁会用就是谁的，中医会用是中医的，西医会用是西医的，关键是对这个技术的解释是什么，即是按照中医的理、法、方、药解释，还是按照西医的解剖学、细胞学生物学来解释的，两个层次不一样，针对的都是一个现象，只可能说法不一样而已。其实中医的发展与新技术结合一直是很紧密的，比如针灸学最早用的砭石，是新石器和旧石器的时最先进的，随着冶金技术的发明，有了金属就发明了针灸，针灸随着金属材质的变化一直在延续。由无创的砭石到有创的针灸，这是一个飞跃，我们应该利用现代更新的科学技术向更高一级的无创针灸去发展，比如通过光的技术对穴位进行刺激，根据不同的光谱设计，达到中医的迎随补泻、烧山火、透天凉等手法。中医除了理论基础以外，要在科学技术上有所突破，就要善于借鉴现代科学技术。不管是西医还是中医，都有长和短，都有不足，要相互结合。

2. 急症多在三阳经当以祛邪为先

急症祛邪当先，在太阳病、少阳病、阳明病里面都是祛邪为主，它属于急症。重症，祛邪而不能伤正，在阳明病的部分篇，在太阳病的中篇和下篇里面，变证、坏证，以祛邪为主，但是不可伤正；在承气汤使用里面，仲景再三告诫，中病即止，不可过。危重病，救逆为本，救逆就是回阳救逆，在太阴篇、少阴篇、厥阴篇里面讲过，但是那些疾病和现代的危重症比起来，还是轻的，但这些理念和思路，我们可以参考。

太阳病祛邪为先，病情轻且急，高热难受，祛邪为主，是根本，麻黄汤、大青龙汤是代表方子。麻黄汤辛温解表，大青龙汤实际上是辛凉解表，麻黄辛温解表加上石膏辛寒清热的，是辛凉解表的代表方剂。

柴老上午讲了感冒，很多名家都讲感冒，感冒是个急症，可以使人丧失劳动力，发病急，是急症，对于人类威胁很大。我在这二三十年的临床过程中发现，流感是西医的病名，中医把它分成了若干个疾病，比如伤寒和温病，是两个病。为什么是两个病？是因为流感病毒不一样，H3N2 为每年最常见的流感病毒，它发病以后，像中医的太阳病伤寒。而新发的 H1N1 的流感病毒就是温病，从中医角度讲两者截然不同。例如在 2009 年 H1N1 流感大流行期间，我们对其病机进行了研究，共收集了 1000 多份病历，从北京到山东、广东、新疆、成都，且一年四季的病例都有。虽说流感与季节有关系，但是 H1N1 流感病毒导致的流感核心的症状是发热、高热、口渴、不恶寒、咽喉不适、舌红、苔薄，这就是温病。太阳温病，发热而渴，不恶寒，这是张仲景讲的。太阴温病也是发热而渴，不恶寒，咽喉不适，这是吴鞠通讲的，都是一个病。而 H3N2 是甲流的另外一个病毒，特点是发热或不发热、身痛、头痛、骨节痛、恶寒、不出汗，这是太阳伤寒的特征，即麻黄汤证的特征。不管是温病还是伤寒，祛邪是第一要义，不管是大青龙汤、麻黄汤、银翘散，都是汗法，都是祛邪，为"在卫汗之可也"。

银翘散是发汗的方子，从麻黄汤到银翘散，最大的区别是吴鞠通、叶天士、吴又可发现除了温热之邪外还有毒在里面，麻黄汤、大青龙汤里面没有清热解毒的药，连翘不是解毒的吗？为什么张仲景不用连翘解表？因为那个年代的流感没有毒的问题，发汗就行了。而银翘散是由于发现了毒，用清热解毒的药物加上辛温解表的药物形成了辛凉解表法。我们当时学是没有辛凉解表药的，有辛凉解表法，是针对温热毒邪所导致的疾病，跟伤寒是两个概念。叶天士最大的发明就是把清热解毒运用到流感的治疗中，运用于温病的治疗中，这是他和张仲景最大的区别。事实证明，H3N2 也好，H1N1 也好，都是温病。对于太阳病期间，急症阶段，辛温解表就足以解决了，不管伤寒还是温病，都是解表祛邪，解表透邪，只是在清热的药物和辛温的药物之间的配比关系不同，以辛温药物为主的叫辛温解表,辛温加清热解毒的叫辛凉解表。

对于太阳病的急症病人去判断疗效,中医有很准确的汗出、脉静、身凉、热退这几个标准。发热病人吃完药,发完汗之后就摸脉,如果脉还躁而不宁,即使当时热退,随后热还会起来。如用阿司匹林也好,用西药的退热药也好,热是退了,但摸脉仍燥,这病还得起来。这里的汗是正汗,用点阿司匹林、激素,邪汗出一身,脉也不静,身也不凉,体温还会起来。解表法谈到"在卫汗之可也",这是温病的,当然张仲景的汗法更是如此,比如麻黄汤、桂枝汤,桂枝汤还要喝点热粥助汗。后世很多人把伤寒、温病对立,实际上从根本上违背了外感病的治疗原则,二者是一样的,都是由表入里,由里推外,只是在药物使用上略有差异。这就是仲景先生在他的序中所讲的"观今之医,不念思求经旨,以演其所知,各承家技"。作为大医,一定要善于将他们融合起来。表证,急症,以汗法为核心,在整个太阳篇、少阳篇和阳明篇,还有很多的论述,大家可以自己继续深入研究。

3. 重症正气已伤当祛邪安正

重症,多见生命体征不稳定,说明邪气已伤正气,正气出现受损的现象。这时候既有邪气内闭,又有正气渐渐出现损伤,要祛邪为主,但不能伤正。例如阳明病与重症肺炎之间的关系,阳明是胃和肠,与肺炎什么关系?中医讲肺与大肠相表里,两者还真是有关系的。重症肺炎,不管是细菌还是病毒,核心病机都是邪毒闭肺、阳明腑实,治疗的关键是祛邪不能伤正,仲景在三承气汤里反复告诫"若一服利,则止后服""若一服谵语止者,更莫复服"。这种方法现在可不可以做到?现在我们很有办法,打点滴输液,液体一补充,这个事儿就能解决。但是输液不能太多,要适可而止,这就是我们的液体治疗。温病学里面出现营血证是什么原因?现在分析它的病理变化实际上是因为病人高热、出汗、喝水少,进一步出现脱水,然后从轻度发展到中度再到重度,并发DIC,呈现一派出血的状态,这是温热病,当然传染病出现斑疹是另外一回事。现在有了输液技术,可以防止出现以上的不良反应,但也不能过用输液,因为过用输液伤阳气,液体补进去补的是阴津，要把阴液变化成津液，需要气化，气化是伤阳气的，所以过分输液后就会出现阳气不足的状况。

4. 危症正气已脱以救逆为本

危症古代中医没治过，因大部分都死了。危症要救逆，因为危症正气亡脱了，一定会出现逆的现象，正是仲景所讲的变证、坏证，救逆的根本是什么？伤寒为回阳，温病学家提出护阴液，这是温病和伤寒的最大区别。在没有现代输液和液体支持治疗之前，伤寒就是伤阳气，温病就是伤阴津。不管是回阳还是护阴，都是救逆的，如在《伤寒论》厥阴篇、少阴篇里面讲了很多的如何用附子，如何用四逆汤。

我们要了解现代的西医药对中医病机的影响，不能避而不见现代西医对于中医病机的影响。同样，我跟西医也讲，也不能忽视中药对西医病理的改变。有一次，在开抗生素合理使用的会上，我跟西医专家说，一个病毒型感冒，你们光说合理使用这个药、那个药，但是否考虑过 80% 中国人的家里都有中成药，感冒发热第一件事就是吃点感冒清热颗粒、板蓝根冲剂、双黄连等。在这种情形下，用了西药之后，疗效是西医的还是中医的？所以，我们要把所有复杂因素都考虑进去，西医对中医的因素，我们不能视而不见。如危重症都得输液，输液对病机有没有影响？一定有的，输的液体是阴液，阴液要通过人体的气化变成阴津，才能够用，气化过程是伤阳气的。现代有温热病，不会出现营分和血分的证了，为什么？是因为液体的使用以后，把病机的变化规律给堵上了，下不去了，都去往少阴病、厥阴病方向了。还有抗生素的使用，抗生素仍然有它寒热温凉的属性，我们不能不考虑其寒热温凉的属性是什么，要根据不同的病情，用不同的抗生素。

还有呼吸机，人工肾。呼吸机是什么样的治疗技术？实际上是回阳救逆的，它比人参附子厉害，人参附子达不到或者来不及的情况下，呼吸机往上一上，阳气回了。ARDS 重症病人出现了邪热内闭的情况，上呼吸机是不对症的，但不上呼吸机病人就死了，上呼吸机人还是死，那怎么做？好办，上了呼吸机你把这病人的邪热内闭变成脱证、虚证就行了，不管是大承气、小承气、宣白承气、增液承气，变成虚证就行了，人和呼吸机就能对拍了，对上拍以后氧合好了，再去脱呼吸机就行了。对于阳气脱、暴脱的病人，呼吸机一上，很快就好了，如见大汗出、手足不温、唇面紫绀的阳气不足，一上插管，手脚就温了，也不紫了，因阳气回来了，然后再用参附汤、补中益气汤，慢慢把呼吸机脱下来就可以了。

人工肾怎么理解呢？就是犀角地黄汤，凉血解毒。高热的病人，人工肾一上，就是把血拿出来晾了晾，是不是凉血解毒啊！它把血抽出来了，放进管子里面变化后再输回去。但凉血解毒必然会伤人的阳气，所以如何合理使用人工肾，让人工肾用得短一点、少一点、活得好一点等，是需要我们进一步研究的。

不变的是思维，变是根本，思维是不会变的，但是最根本的还是要变的，因为技术一定会影响。在目前的中国，一定是用西医的同时又用了中药，我们中医的临床辨证，病机的改变一定要考虑西药的影响，糖尿病用了二甲双胍，打了胰岛素，还会阴虚燥热吗？高血压病人用了降压药了，病机是什么呢？我们要重新审定这种病机的变化。不管是西医的任何技术，只要有效，一定有中医的药性，一定有寒、热、温、凉、虚、实的作用，我们要研究。一定要运用中医的理论把现代技术容纳进来，我们才能借助现代的科学技术往上飞。否则，还是传统的东西，飞不起来。

5. 应对新发急危重症要用中医思维

当年我们研究手足口重症与太阳温病与风引汤。手足口病为柯萨奇病毒 A16 型、肠病毒 71 型两种病毒感染，肠病毒 71 型直接侵犯脑组织而出现问题。前两年这个病非常重，尤其是 2008 年，在安徽亳州，我代表国家局在那待了十几天，结果在处理这个疾病闪电死亡的过程中发现，肠病毒 71 型感染以后，病人很快出现神经元水肿，一旦出现喘以后，从喘到死亡，只有几分钟。很快死了，什么病呀？最后发现还是手足口的一个并发症。对于轻型手足口的病人，发热为主，少见恶寒，咽红，脉数，手足水疱，且全是小水疱，这种水疱和水痘不一样，因为水痘是顺着掌纹，这个是逆着掌纹的，口腔手上全部都是这样的水疱。重症的，高热不退，易惊，检查的时候，他很易惊，抖动，重症会出现抽搐，一次发生数秒钟，发生两次以后，可能喷血就死掉了，呈现出血性肺水肿样的病症，这个病怎么去判断？高热，易惊，肢体痿软不用，呕吐，这是核心症状。病因我认为是温热夹湿，因为湿热病缠绵难愈，得好长时间，但是手足口病，几天就好了。这个病见高热、呕吐、瘫痪，为什么证？风引汤证，当时我们考虑用风引汤来治疗，因为风引汤治疗热、瘫、痫，热是高热，瘫是瘫痪，痫是抽搐，跟这个病重症的症状十分符合。风引汤这个方子很有意思，寒热并用，重镇为主，当时有专家问：里面有桂枝、干姜能用吗？我说试试吧，用这个方子当时在地坛医院研究了120多例，明显高于西医的治疗，对于抽搐、高热都有很好的疗效。

对于古方治疗今病，病名诊断很关键。因此，对中医的病名要去研究，中医那么多病名，有没有意义？刚才说太阳伤寒、太阳温病、太阳中风、风温、春温、暑温，这些古人起的病名到底有没有价值？在2013年的时候，在南方出现了H7N9，一个新的禽流感病毒，是春季发病的，全国当时150多份病例，我基本每一个病例都去看过，跟专家组会诊过，在时卫生部组织专家会谈的时候，我是唯一中医的专家。这个病很有意思，高热、很快呼吸衰竭、休克、肾衰竭、死亡，当时搞不清楚怎么会出现这样的变化，当时西医病毒学的研究也没有证实。我们在南京鼓楼医院看过十几个病例以后，研究是什么病，我说这个病中医属于春温，对于这类病的发病规律中医在《黄帝内经》做了很好的论述，叫"冬伤于寒，春必病温"。去年的冬天，是江浙一带近五十年来最寒冷的冬天，"冬伤于寒，春必病温"，所以春天一定会发病。"冬伤于寒，春必病温"是中医发病的基本原理，而江浙一带著名的医师叶天士讲了这个病，他讲"温邪上受，首先犯肺，逆传心包"，这段话已经把这个病说清楚了。"首先犯肺"，即先是肺炎，"逆传心包"，心包是厥阴病，就是厥和脱，即休克和急性肾衰竭。春温病是邪热从里而外发，清热解毒、透解外邪是治疗的根本，早期做有效果，对于降低病死率是有作用的。在当年的卫生部的诊疗方案里面，四早"早发现、早治疗、早隔离"加了一句"早期中西医结合治疗"是降低病死率的关键，把我们中医的治疗就包括进去了。第二年，H7N9又流行了，在开会的时候我又去了，别人就问我

"刘院长，去年你说这个事是冬天凉了，今年是怎么回事？"我说"今年的前一个冬天是江南地区最热的时候，暖冬，冬不藏精，春必病温，《黄帝内经》早讲了，暖冬以后，阴精暗耗，仍然是这个病的特点。"中医的发病规律没有错，都很准确，是几千年来医家通过大量人群观察出来的规律，跟中国农民的二十四节气一样，一样准确，不要怀疑它的准确性。有一次我在跟中科院研究病毒突发病的高院士、气象所的张所长，我们在交流的时候他们说"你们中医还把我们的气象学容纳进去了？"我说："对，这就是中医的物候学的特点。"中医的这些东西是完全合乎道理的，只是现代用现代的道理说不清楚，说不清楚是因为我们还没有把这个规律看透。对中医古病名的研究很重要，怎样把疾病的病名进行归纳总结，这可能是我们中医发展的又一个重点。在明清之际的老一辈专家还诊断为春温病、风温病，现代我们在写病历的时候没人写春温了，不是没有这个病了，而是我们不会了，不知道春温病的特点了，我们要做的就是把春温给梳理出来，然后看哪一类是春温，哪一类是风温，哪一类是暑温，哪一类是冬温。

6. 从病例谈急危重症的祛邪与救逆

下面举两个病例来看一下，流感、急症如何去透邪外出；重症，如治疗重症肺炎，如何祛邪而不伤正；对危重症，怎么来救逆。

第一个病人是一个 51 岁的病人，患多发性骨髓瘤，在肿瘤科治疗的过程中突然出现的呼吸衰竭，呼吸窘迫，大汗出，ARDS，氧合下降，收入 ICU。当时病人肺里面全出了问题，神志清，呼吸喘促、费力，呼吸已经到了衰竭的状况，还合并了一些感染。急性呼吸衰竭，骨髓瘤为原发病，压缩性骨折也是骨髓瘤造成的，高血压，肺损伤，I 型呼衰是对其的诊断。从西医来讲，方案为抗感染，找病原菌，插管上呼吸机，营养支持，输血，激素。中药用生脉、参附、血必净来一一治疗，从转入到转出，中间还做了几次化疗、支持治疗，后来病人转危为安。

对于这个病，中医是怎么判断的？当时是怎么来用药的？西医治疗的同时中医怎么去救逆？喘促、大汗、厥脱是失治误治导致的坏证，救逆是根本，怎么辨证？高热、喘促、神昏、乏力、四末不温，这里面有热毒内闭，气阳欲脱。对内闭外脱的证候，保命为主同时祛邪，呼吸机在保命，中医也在保命，方子是补中益气汤加了黛蛤散，黛蛤散起了解毒散结的作用，用了黄芪、人参、熟地黄、当归、山药、山萸肉，这是补中益气合上六味地黄丸的思路，或理阴煎的思路，并重用人参黄芪回阳救逆，经过这一系列治疗之后，病人逐渐出现热退，呼吸、肺部逐渐好转，治疗了十几天以后，病人神志清楚，呼吸机也脱了，管也拔了，可以回去了。对这样的一个突发感染诱发的急性呼吸衰竭，通过中西医结合治疗治愈，且中医以救逆为主。在危重症当中，要顾护正气，所以用了 120 克黄芪、30克人参来救逆。再次证实，顾护正气是根本，救逆是核心点。

另一个也是重病人，这个病人 62 岁，为多发的肠道病变。因患溃疡性结肠炎，把全结肠拿掉了，病人原来有回盲部结核，有 2 型糖尿病病史，中医诊断为肠澼，消渴病，虚劳，在手术过程中失血过多，致失血性休克，收入 ICU。当时血压低，氧合维持不住，休克，血糖到了 30 毫摩尔／升，压眶反射消失，呼吸浅弱，四肢厥冷，出现异搏，深昏迷，中间一度心跳停止。诊断为多器官衰竭、休克、ARDS、肾衰竭、DIC、肝衰竭、肠衰竭。

对于这样一个复杂的病人，首先要从诊断上搞清楚这是什么病，什么证。首先诊断是内伤术后、大量失血出现的脱证，在脱证的变化过程中发生了黄疸、关格、神昏、血证，脱证仍然是核心，对于这个病来说，益气回阳是主线，发生关格用关格的治疗，黄疸用黄疸的治疗，神昏用神昏的治疗，但是益气回阳是不会变的，对于元气的恢复始终是治疗的根本。第一张方子为术后第二天，用的生脉散和参附汤加了三七、大黄、枳实、甘草、茯苓，因还有瘀毒，还予清解瘀毒之药。第二天的方子，因阳气衰败，人参用了 60 克，附片用了 30 克；黄疸，加上茵陈和大枣；DIC，全身出血，方子仍然以人参为核心，用 120 克；并加入三七、甘草、仙鹤草、黄芪，采用补气摄血的治疗理念，后来肚子有点胀，给了一天的理气通腑治疗，随着病情的好转，逐渐由人参附子转成人参和当归，病人生命体征稳定以后，伤口一直不愈合，方中又用了一些中医外科托补的理念来治疗，后来病人基本上好了。这个患者总共在 ICU 住了四十几天，在这个过程中，人参用了 5000 克，黄芪用了 1080 克，附子用了 400 克，大黄用了 500 克，这几味药反映了什么？治疗的主线第一是阳气，第二是瘀毒，对于这个病，回阳救逆、祛除热毒是治疗的核心，每一个方子是随着病情变化而来的，病人好了以后，进一步总结所有方子中药的用量变化，人参、黄芪、附子保护了阳气、元阳的问题，大黄祛除瘀毒。

张景岳把药分为四维：人参、大黄、附子、熟地黄，熟地黄换成黄芪，这些是治疗急危重症的关键，为什么不用熟地黄了？补点液体，静脉一补，再加上附子，就是熟地黄了，就把阴精转化成阴液了，不需要再用那么多熟地黄。对于急症危重症的治疗，生地黄可以用，熟地黄就不要用了，国医大师李士懋前年重病在我们医院的时候，每天给他用了 250 克鲜生地，因为他是血液病——朗格汉斯综合征，非常复杂，一天 250 克生地黄给他吃，最后老先生很稳定地回到老家。

中医治疗针对这个病人参与的几个环节为：第一，感染，炎症损伤，活血解毒，运用中医菌毒并治的理念，比如血必净、大黄、三七都有很好的治疗作用；第二，针对凝血功能紊乱，西医就会输血浆输血，没气，中医有气，气血相关理论，"气为血之帅，血为气之母"，气行血行，气滞血瘀，益气固脱摄血，活血化瘀通络，是我们在 DIC 的不同环节所产生的核心治疗理念，这是中医绝对高于西医的，不是说西医不会，而是西医没有这个理论；第三，胃肠功能紊乱，中医更有办法了，通篇阳明病讲的就是这点事儿，腹胀便秘、热结旁流等，张仲景的阳明病讲的就是这个，吴鞠通在《温病条辨》里面又有诸多发挥，应用了大承气、小承气、增液承气、宣白承气、牛黄承气等，这些治疗很有意义，对于危重病人一定要注意扶正，要早期加入黄芪和人参，否则会伤正。中西医结合的专家吴咸中院士是用通腑活血来治疗，我的理解是，通腑活血一定要加上补气的药物，因为这种病往往是在脱证的基础上发生的，脱证是什么？即元气脱了。

一个病，必有它的核心病机，核心病机又会衍变成不同的特征，治疗要以核心病机为主，不能光讲兼症治疗而忘了核心的治疗。比如说脑血管病，对于西医来讲，脑梗死是脑血栓形成了，之后出现瘫痪，中医治疗是要把血栓打开，尽可能减少脑部的损伤，西医的抗凝、扩张血管就是这么治的。在治疗的过程中得了肺炎，同时加上抗生素。中医容易出问题的是什么？中风病得了肺炎之后，咳嗽痰多发热，给了个证名叫痰热腑实证，忘了还有中风了，把病给丢掉了去讲辨证论治疗效必然会出现问题。

中医的疾病概念一定要搞清楚，张仲景讲病脉证治，病是核心点，《胸痹心痛病脉证治》中胸痹是一个病，心痛是一个病。呼吸科来了一个病人，如果是胸痹，喘息，咳唾，胸背痛，要是诊断为喘证，必然效果很差。如果你把一个喘证按照胸痹治疗，也很麻烦，胸痹是胸阳痹阻，喘证是肺气不降了、肾不纳气了，病机不一样，治疗肯定不一样。所以对于中医疾病的概念，我们一定要很好继承，否则离开病谈辨证论治，将会后患无穷。

我们作为中医大夫，一定要用中医的临床思维才能取效，现代的中医临床思维是什么？是在整个西医的大背景下去研究中医的，越研究越麻烦，如：冠心病是什么病呀？中医怎么治呀？活血化瘀、化痰通脉等。肺炎，用化痰通腑泻浊之法。是这么治吗？这些都是在西医的病理生理下产生的一种中医的不合乎规矩的病机，所以说中医要回归中医的临床思维，才是最关键的。我们一定要站到中医的临床思维上去研究疾病，要善于借鉴吸收现代最优秀的科学技术，为我所用，变成我们手中的利器。西医总是把中药变成西药，把黄连变成黄连素，把麻黄变成麻黄素，把川芎变成川芎嗪，我们中医为什么不把西药变成中药呢？为什么不把现代的科学技术变成中医的技术呢？要用中医的思维去做才能有根本的疗效。以上就我学习张仲景的一些思路做了分享，我没有完全用张仲景的方子，但在这个思路指导下，开展了一些急诊危重症的研究，供大家参考。以及如何针对一些新发突发的疾病，用中医的理念去思考，跟大家进行了沟通。

五、基于"藏象经脉理论"谈 重度脓毒症的脏器保护

因为咱们班上可能西医多一些，就每次给大家讲的过程中普及一点或者提高一点中医基本知识。通过提高以后，能够在临床诊疗过程中提升我们的中医临床思维能力。实际上，以前真正的中医院，还有西医院的中医科，和西医院从事中西医结合的人员，像姜老师和罗老师那一代人，开展临床研究基本上是基于中医临床思维研究的。我们现在的背景，是在现代医学的大理论背景下开展的中医治疗行为，而且还不能叫诊疗行为。面对一个病人，从思考路径来看，首先看是西医的什么病，是西医的冠心病，再来看它是中医的什么病，是中医的胸痹、胸痛，然后再来看是哪个方、哪个证，那这个思维完全跟传统的中医思维不同。再如对高血压的病人，先是西医诊断的高血压，下一个思维是对应于中医的眩晕病，然后找个方子。这种治疗理念表面上是中西医结合，实际上把中医的很多东西都丢掉了。这只是在整个现代西医背景下开展的中医治疗行为。高血压眩晕病，开方子用天麻、钩藤、石决明、菊花一系列药，为什么这么开方？因为这些药能降血压，但是他没有想到，高血压不一定都是眩晕。无论是对于一个西医，或者一个西学中的临床医生，或者中医大夫，这种临床思维都存在着问题。

1.藏象经脉理论概述

那么我今天讲的是脓毒症，脓毒症是一个复杂的疾病。其脏器的传变，以及脏器之间的相互损伤，跟中医的藏象经脉理论有很多相似之处。中医基本的核心理论之一就是藏象理论。藏（zang）是藏（cang），象是表象，那么藏到内，表

现在外，是中医学对于生命现象的基本的认识。所以说学中医离不开藏象，学习和掌握藏象理论是我们学习中医提高中医疗效的基本途径。藏象理论的核心基础是五脏和六腑，以及它们之间的相关性。

脏腑之间如何联络？关系是什么？是靠经和脉。经脉、络脉是联络五脏六腑，脏腑之间，脏腑和人体四肢整个关系的重要途径。经络与神也紧密相关，没有经络，就没有神气，没有神气，就没有生命。所以古人说："经脉者，所以能决死生，处百病，调虚实，不可不通。"经脉包含了经和脉两个方面。一提起脉，很容易理解，就是血管、血液，就是微循环。那经是什么？经络又是什么？谁也找不到基础，经是人活着时有，死了就没有了，它实际上是人体生命功能的一个聚焦点。对于经脉我们一定要了解。

了解了经脉以后，我们来进一步思考一下，对藏象怎么理解？怎么去认识它？我想通过讲最简单的道理来认识，这些道理讲对我们开展中医的临床思维是很关键的。

先说心和小肠，心和小肠是互相为表里的，一个是脏，一个是腑，心主血脉，心藏神，为生命的主宰。小肠是受盛之官，咱们饮食吃的东西，要通过小肠来接受，那它的主要功能是什么？分别清浊。使清的精华归于五脏，糟粕归于六腑。心和小肠所导致的病证就很多了，比如出现神昏、心悸、惊悸、谵语、胸中痛、支满、胁下痛、少腹痛等。前面的症状还都可以理解，这些与脏器有关系，与心藏神、主血脉有关。后面的胸中痛、胁支满、胁下痛、少腹痛，则是络脉的问题。这就是脏器、经脉、络脉之间相互关联，古人其实从很早就认识到这种脏腑、和经、络，以及它们在外界表现的关联。

肺和大肠是大家最了解的，也是这些年来研究最多的。王今达王老在 20 世纪 70 年代就提出了肺和大肠相表里的物质基础，现在已经成为非常重要的话题。在"973"计划里面"肺和大肠相表里"就是一个非常重要的生命课题。肺主气，司清肃，为一身之气主。所以，凡是气的问题对于肺是关键点。大肠主传导，传导之腑，主排泄，大肠接受小肠的糟粕，负责运输下去。这是它们两个之间的关系，跟现代医学的整个认识机制差不多。但中医更讲究功能的问题，所以肺和大肠病常有咳喘、气逆、肩背痛、大便秘结、泄泻、便血等。肩背痛为什么也属于肺和大肠？是因为经脉的循行路线经过了肩背部。所以有时候我们肩背痛用的是治肺的方子，我们也可以这样去做研究。

脾和胃相表里，脾主运化，脾统血，把食物所含有的精华运送到全身。脾为后天之本，脾喜健运，胃为水谷之海，中医讲水谷之海是指吃的东西全放在里面，即主受纳。"纳谷者昌，绝谷者亡"，"有胃气则生，无胃气则死"。这对中医判断疾病的程度很重要。有无胃气过去是从病人的综合来判断，现在危重症 ICU 里我们也可以判断。给一个危重病人下了胃管，如何知道胃肠还动不动呢？可以做一试验，先注入 200 毫升的生理盐水，过 2 个小时打开看看，如果这一部分盐水全部都排出来了，则胃肠的蠕动不成了，就是中医讲的"胃气败绝"，这种病人往往生存希望非常小。对这种病人，我们一定要调整胃气，胃气能够恢复，才能撑得住。有胃气则生，无胃气则死，说明脾胃的运化功能是生命的根本。脾胃肠的疾病除了精神疲乏、肌肉消瘦、水肿、腹泻、出血，还有一些血液方面的问题，因为脾统血，其对血液的运行有非常好的统摄功能。

肝和胆相表里，肝主谋虑，肝藏血，疏泄气机。小肠分别的清气到了脾，脾将其运化，运化到肝，作为血藏到肝里面，来供人体的需求。同时肝有疏泄气机的作用，喜条达，气机之升在于肝。胆主决断，为清净之腑，主藏泄胆汁。两胁下痛、少腹痛、令人善怒、口苦、黄疸等都在于肝和胆。

肾和膀胱相表里，肾藏精，主作强。作强是指伎巧，即各种细一些的动作事情都是由肾去做的，肾的强弱决定了人体的精力是否充沛。肾主纳气，司二便。膀胱是州都之官，司气化，膀胱气化够了才能将尿从膀胱里面排泄出去。小便癃闭，就是膀胱的气化功能不好了。水肿、咳逆、尿闭、尿多、大便的失控都与肾和膀胱有关系。

三焦是一个很有意思的器官，中医的心、肝、脾、肺、肾、胆、胃、大、小肠，都能找到西医的对应器官，唯独三焦这个脏器没有对应，因没有实质的东西，是虚无缥缈的。实际上，三焦是一种功能性的划分。三焦，是决渎之官，主行水，人身水的气化运行都在三焦，水的代谢也都在三焦。它分为上、中、下三个部分，三焦在病变上，表现有病腹中满、小腹坚满和不得小便，都是气化的问题。气化功能、水液代谢都与三焦有关系。近100年来，中西医尤其是中医对三焦有很深的认识和研究，但中医在这个领域也丢得比较多。三焦是按功能划分的，有功能的划分就有它的作用，就有它的效应，对三焦的进一步理解我们是要更多去研究的。

脏腑之间的表里关系刚才已经说了，另外还有相互制约、相互平衡的关系。例如，肾为心之主，因心肾相交，肾和心之间有关系。心为肺之主，肺为肝之主，这说明五脏是相互关联的。脏腑与形体组织、四肢百骸之间都有关系的，肝开窍于目，心开窍于舌，肺开窍于鼻。也就是说，与眼睛相关的疾病一定要求之于肝，从肝上来去治疗。舌的问题、口腔的问题，要从心去治疗，鼻的问题一定与肺有关系。中医的认识机制，还是五脏之间、脏腑之间的相互关联。当然，肺除了开窍于鼻，还主皮毛，所以说皮毛的问题，还可以责之于肺。如果把肺的功能做好一定的护理，发生压疮的机会就会大大减少。我们还可以进一步做一些思考研究。举个最简单的例子，最近国医大师李士懋李老在我们那儿抢救了很长的时间，最后稳定回家，但后来又进一步病情恶化。老先生在我们那儿，我们精心护理、精心治疗，在这种前提下，在他还能动的情况下，还发生了压疮事件。为什么？朗格汉斯细胞增多症把肺浸润得一塌糊涂，每天咳出大量的血性脓痰，即是从中医讲的肺气败坏。所以我们再对他进行护理，仍然不能避免这些问题。这就是从脏腑来讲，因它们之间有很大的关系，在危重症里面也可以进一步去思考，从护理学来讲也是可以做一些很好的对照、研究。

脏腑相关，传变是有序的，如张仲景在《金匮要略》中讲的"见肝之病，知肝传脾，当先实脾"，就是说肝和脾是相互传变的。这就是中医治未病的思想，治未病的理论在危重病的治疗中很重要。知道要损伤它了，去提前保护它。例如，对重度的肺炎，我们知道很快会出现胃肠功能的障碍，就提前把胃肠功能保护起来。进一步，肺和肾的关系会伤肾，因为肺和肾是金水相生，肺为水之上源，肾为水之下源，它们之间的关系也教会我们如何保护肾，不让它们相互传变，多脏器的这种传变就会得到很好的遏制。肺与大肠相表里、肝肾同源、心肾相交、肺肾同源等。这些理论都是在临床上可以指导我们对脓毒症、重度脓毒症、多器官衰竭治疗的很好理念。只要我们抓住一点，深入往下去探讨，都能把事情做好。几千年来中医所积累的这些理论是准确的。我曾经跟一些传染病的西医教授谈过，传染病的发生中医早就发现了规律，比如 H7N9 发生的时候，为什么第二年发病？我说中医早讲过了，"冬伤于寒，春必病温"。2012 年的冬天是江浙一带最冷的，50 年中最冷的，预示着第二年的春天发温病。那么第二年以后又发病了，中医仍然有发病规律，"冬不藏精，春必病温"，因为第二年的冬天是暖冬。暖冬是耗伤人体精气的，"冬不藏精，春必病温"。这两个都是一样的。春温的发病由里向外透邪，叶天士也讲了"温邪上受，首先犯肺，逆传心包"。这个发病规律和 H7N9 的发病规律特别像。重度的肺炎，在上呼吸道没有症状而直接进入肺了，然后紧接着是什么？休克，多器官衰竭，死亡。对于疾病的理论，中医仍然有它很多方面值得我们去做的。在中医的藏象经络传变理论里，抓住一点深入探讨，一定会对临床有很好的指导。

2. 重度脓毒症的中医认识

对于重度脓毒症的临床特征，我认为所谓的脓毒症是以发热为临床特征的。脓毒症是感染后 SIRS 的损害导致的一个综合征，发热在这里面占了核心位置。对于发热这类疾病，从中医来讲有"伤寒"，有"温病"，有大量的文献研究。脓毒症，还有一部分是以喘促、腹胀为核心，喘促和腹胀则是 ARDS，要上呼吸机了，对于这类疾病，中医有暴喘，有阳明病。暴喘，有来源于伤寒的，有来源于温病的，有来源于各种创伤的，当然阳明病也是相关的；另外一种表现是厥脱，就是以休克为主。厥脱病是中医临床中经常会见到的。咱们的罗老是全国第一届的四大急诊协作组厥脱组的组长，和上海的王左王老，两个人一直围绕厥脱病的治疗原则做研究。关于厥脱，中医仍然有很多理论体系。在厥脱病中，会出现脏器衰竭，脏器有肺和肠、心和肝等。所以说，对于同样一个脓毒症，绝不是中医的一个病可以概括的，它是涵盖在中医的整个一大类疾病里面进行治疗的。

脓毒症不是一个疾病，而是一个综合征。脓毒症目前来讲死亡率居高不下，当然有一点是因为没有早期预警指标。现在也采取了很多方法去研究早期如何预警，但目前也没有一个明确的结果。从中医上能不能去做去？能不能从"治未病"理论去探讨？

脓毒症发病机制不是很明确，没有明确的治疗方案。虽然脓毒症指南目前出了很多版本，但却只有方案，没有明确药物。方案是什么？就是见招拆招，没有完整的治疗理念。目前对脓毒症的病理变化有共识，比如说炎症失控、凝血功能紊乱、免疫紊乱、脏器损伤等。针对这些共识，探讨脓毒症如何进行治疗，可能有更多研究点去做。从西医角度来看，脓毒症是一个病理过程，是由一系列的病理过程所导致的临床综合征，不是严格意义上的疾病概念。这跟中医的"证候""病机"认识非常相似。

我们必须在不同阶段对脓毒症进行相应治疗，并非是一个药、一个方能解决的。这些年王今达王老，紧紧抓住"活血、化瘀、解毒"的方法，来降低脓毒症病死率。王宝恩老先生，则抓住了另外一个阶段，采用"通腑、泄浊"的方法，改善胃肠功能，也能够很好地降低病死率。那么，活血化瘀和通腑泄浊等这些方法如何能够联合使用？这是我们需要思考的一个问题，然后形成一个完整的方案。

从中医角度来看脓毒症，它应该是基于一个核心病机——瘀毒损络。络脉损伤了，才导致多个脏器的问题。而在瘀毒损络基础上又出现了元气不足，有了元气不足、瘀毒损络相互影响以后，出现了中医的外感发热、厥证、脱证、黄疸、关格、血证、阳明病等。中医看脓毒症，把它分离在不同的疾病里面，实际上这些不同的疾病，从西医来看就是不同的病理阶段。血证，就是凝血功能出现紊乱；关格，就是出现了肾功能的损害；阳明病，就是胃肠功能出现问题；厥脱，就是微循环障碍、休克的问题；发热，是炎症损害的问题。应该说，中医从病的观念，把西医的病理很好地给解释了。

我们在临床要突出中医的病证诊断和西医的病理阶段，这样有机地结合去研究脓毒症，可能将来会形成非常好的完整的治疗方案。

3. 脓毒症高热厥脱的中医对策

在脓毒症的高热期，是最难办的。西医最好的办法，是激素加冰毯。中医是从外感发热疾病论治。脓毒症的休克期，与中医的厥脱证之间有什么关系？休克是一个过程，不是一个终点，关键是"早发现、早干预、早治疗"。西医的早期是容量复苏，液体治疗是核心。可能在液体治疗这一块儿，中医不会，在历史上没有这个技术，但是液体治疗是一种方法，我们可以拿过来运用。运用中西医结合理论，把液体复苏和中医的治疗方法有机地融为一体，可能是核心。另外就是血管活性药物的治疗，血管活性药物起效快，中药在调节血管的压抑平衡方面也有很好的作用。所以两者是可以优势互补的。在休克这个阶段，基本表现为气虚、阳脱、阴竭的证候。气虚、阳脱、阴竭，从脏腑来讲，一个是心和血脉的问题，一个是肺和气的问题，再一个是络脉不畅通，中医的病机关键在这里面。临床见体温非常高或高热不解，但体温突然降下来并不是好事。中医讲高热，降下来应该是汗出、脉静、身凉。但是身热剧降，也现烦躁不安、喘促、大汗淋漓，这是要出现危证的状态。在危重症状态，中医应该如何去做？应该益气回阳固脱，回复正气是核心。独参汤是中医治疗厥脱的一个绝招，要在早期用人参，而且用得越早效果越好，如果到了很危的状况，已经没有什么用处。我用人参用得比较狠，有时候用到 200 克、300 克，对于人参的剂量，不计多少，以"阳回"为根本。再进一步，也可以用生脉散加参附汤。阴脱和阳脱在讲课的时候可以分得很清，临床上却不可能分得很清楚，往往是混杂到一起。但是要注意加活血化瘀的药物，用红花也好，用丹参、赤芍也好，总而言之，是要加活血通络药物。活血的同时，还要加入散风的药物，如防风，我们就要很好地利用。对于早期休克的治疗，还有利用枳壳、枳实等降气措施。罗老和王左王老两位老先生，早年间用人参、附子、青皮，青皮就是来打开气机的。当然在常规情况下，可以用生脉、参附注射液，以持续泵入的方法。所以中医一定要研究现代医学的技术，拿来为我所用。例如，从 10 毫升 / 小时、15 毫升 / 小时、30 毫升 / 小时的速度去观察研究以上中药在使用过程中的效果。

在脏器受损阶段以后，还要重视脏器之间的关系，这也是我们要研究的。中医所称的藏象与脏器、器官是不同的，因为藏象的范围要大，中医的一个藏象，可以包括西医的好几个器官，西医的一个器官，可以分散到中医的好几个藏象里面来阐述。

4. 脓毒症急性肺损伤的中医对策

在急性呼吸窘迫综合征（ARDS）阶段，从中医讲气虚、阳伤、阴损的是核心病机，导致瘀毒损络，肺失宣降。在这个阶段，既要用宣白承气汤泻肺、宣降肺气，同时也要用生脉散保护正气、回阳固脱。宣白承气汤是吴鞠通的方子，治疗温病里肺气受损的一个核心方，对于这种喘咳、汗出，吴鞠通在《温病条辨》里讲到要用生脉散，或生脉散合宣白承气汤去治疗。

5. 脓毒症急性肾损伤的中医对策

急性肾功能障碍（衰竭），是瘀毒损络导致的气化功能不利，病机为肾气、肾阳不足，膀胱的气化不利，肾和膀胱出了问题。在这种情况下，可以用些外用方法，我常用降氮汤以泻下、益气、助气化功能，采用结肠点注，实际上是现在灌肠的方法进一步发展，灌得要深一点，速度要慢一点。用该方法多年后我们有很多体会：第一，该做血滤的，通过这样的方法，不用做血滤了；第二，做血滤以后，也可很快就把血滤撤下；第三，对肾功能的恢复，还有很好的作用。我在东直门医院时，以及现在我在宽街中医院，在ICU这种方法也经常使用到。

6. 脓毒症胃肠功能障碍的中医对策

对脓毒症急性胃肠功能障碍这一部分，王宝恩院长给我们创造了非常好的条件，从厚朴三物汤到促动合剂，提供了很好的方法。当然对于脓毒症重症，我们既要用大黄、枳实、厚朴泻热，同时要注意用好人参、黄芪扶正，因正气有了以后才有推动作用，只一味泻浊会很麻烦。张仲景在阳明病篇里，对于承气汤的使用有很多教导，要中病即止，过了往往会伤正气。当然，脓毒症一定是元气不足在先，因此既要泻下，又要补元气，才能对这个病有效地救治。中药的外敷对于阳明病也有很好的效果。比如外敷肚脐，针刺或艾灸神阙、关元也很好。但在ICU 最大的问题是，不能有烟，一有烟就会报警，这是很难办的事。中医的针刺方法，是治疗急症的，对急性疼痛、急性呕吐、急性昏厥，它很好。灸法是治疗危重症的，但灸法在近一百年来，会的人不多了，这也是我们要研究的。

7. 脓毒症脑功能障碍的中医对策

脓毒症出现的急性脑功能衰竭，是最难治的。一般情况下，死亡多是在早期出现的，所以在早期用安宫牛黄丸，用醒脑静，以保证脑功能、脑细胞不受损，这是核心点。我常常是安宫牛黄丸和人参联合使用，用人参汤冲服安宫牛黄丸也是不错的。去年我们成功抢救了一个 60 多岁的病人，病人做了心脏搭桥、二尖瓣置换，手术以后很好，但第三天心脏骤停，复苏了 2 个小时成功以后，因为肺功能不好，随后出现了多器官功能衰竭，又上了 ECMO。ECMO 上了 3 天，胃肠功能好转，肺功能也恢复好就脱机了。随后又出现感染，见高热、神昏。我当时就用安宫牛黄丸一天 3 丸，加上人参 90 克 / 次，即独参汤配一丸安宫牛黄丸，一天吃 3 次。吃了 2 天后，体温正常，神志恢复正常，病人最后恢复得很好，出院时为走路回家。这个危重病例的治疗，也体现了中西医的联合使用，是现代技术与传统中医经典的临床思维有机融合，成功抢救的范例。

就脓毒症来讲，整个疾病过程中是不停在变化的，每个阶段的表现不是很明显。所以要动态观察，要精于诊断和鉴别诊断，一定要认真在床边细心观察病情。另外，还要从中医角度要善于思考，比如神、脉的问题，因插管、上呼吸机舌象看不见，就要从其他方面去判断变化，只有这样，我们才能够把脓毒症抢救成功。否则，任何一个阶段都是盲目的。中医辨证不是机械的，也是在动态变化过程中的。但脓毒症的核心病机是不会变的，元气不足，瘀毒互结阻络的病机是不会变的。只是围绕这个病机发生的一些变化，出现了肾的损伤、肝的损伤、肺的损伤、肠的损伤，或严重的其他脏器功能损害，这些是有变化的。我们根据不同变化去调整治疗，但治疗绝不能脱离"元气不足，瘀毒损络"的核心病机。

8. 脓毒症救治中的中西医融合

中西医结合扬长补短，各取所长，优势互补，才能真正做好。明明知道中医治疗好，不用；明明知道西医的好，不用。这是不对的，所以，来了呼吸衰竭的病人，呼吸机该用就用，否则那就是拿病人的生命开玩笑。中西医各有所长，不要说你都很强了，我就不需要西医了。中医西医是可以很好地融合到一起的。中医院的 ICU，除了要具备现代设备，更要有中医的思想，就如我一直说的，呼吸机就是很好的回阳救逆药物，有人参、附子所达不到的作用；血滤就是凉血解毒的药物，是清营汤、犀角地黄汤无法达到的药物。有了这样的认识，我们才知道围绕着呼吸机如何进行中医的治疗，如何更早脱机，不产生呼吸机依赖。对血滤呢，知道如何进行中医治疗以至于不出现不良反应，比如血小板无限的减少等。即知道出现这些状况我们中医应该怎么去做。

我以上用较短的时间，把中医的藏象经脉理论和中医治疗脓毒症治疗的一些想法跟大家进行了分享。我认为，更重要的对于中医基础理论的学习，理论学习好后，在理论的指导下开展一些不同点的临床研究，才会有更大的收获。不要认为中医关于藏象表里的一段话没什么，实际上里面藏了很深的道理；也不要说中医的经络看不见，看不见但对于人体是存在和有功用的。"有胃气则生，无胃气则亡"，这句话说的是什么？要使中西医有机地融合，创造出我们一些全新的理念，这样我们才能在整个国际医学上占有一席之地。

六、东垣学说在中医急危重症中的应用

上午听了几位大师级人物从不同的层面谈了流派的发展，尤其是余瀛鳌余老提到流派的发展是咱们中医学术创新发展的主心骨，这个主心骨很重要。通过学派的研究才能真正找到中医的传承发展之路。近半个世纪以来，中医的发展，始终是按照西医的科学框架、专科的框架去做。对于整个中医的学术发展，似乎没有太大动力。而提出这种学派的研究，可能是对中医传承的另辟蹊径。

1. 仲景方与东垣方适用于不同的急症群体

在急诊危重症里面，中医能不能起作用？我通过将近30年的临床实践工作，以及在学医和对各位老师的拜访过程中，一直认为，中医作为一门学问，作为一门医学，它的最大的优势就是治病救人。中医学实际上最擅长的就是急救。过去哪一个大家不是急诊出身的，不都是在救命的过程中成为在世华佗的嘛！近100年来，中医对急救既不学习，也不传承，更不去发展，很多中医院没有急诊科，很多坐堂的医生看的都不是急症，这对中医的发展是非常大的问题。我一直在呼吁医院必须有急诊科，急诊科是医院的重点。我记得20年前，在北京市的21家中医院里面，可能有一半没有急诊科，只有一个急诊室，还是在那应付差事，后来我们就以学会名义提了建议，希望能够把急诊科建起来，从那时发展到现在，中医院的急诊科得到了迅猛的发展，尤其在北京市的发展非常快，这样对医院是非常好的支撑。

我原来急诊用得最多的方子，以及研究最多的是《伤寒论》，所以在急救里用《伤寒论》的方子比较多。因为原来看的外感病人多，后来在内伤基础上的外感病人越来越多了，来了以后用张仲景的方子也不知道怎么治了，不知道从哪着手。后来思考，在内伤基础上突然出现的外感性疾病，也是急诊，就想到了李东垣、想到了易水学派。在这些年的临床过程中，我也逐渐学习、思考李东垣的一些方子和临床思路，如何在急诊应用，并做了一些尝试和探索。我认为，东垣开创了中医的理法方药新局面，他在传承了张仲景的这种学术思想体系的基础上，是一种延续、创新、发展。李东垣在张仲景的基础上研制了很多新的方子，虽不同于张仲景，但是他整个诊疗思路也源于张仲景，师其法而不师其方，东垣的学术地位是很高的。

2. 补中益气汤与呼吸衰竭

我在这几年，在急诊危重症里用得最多的一个方子是补中益气汤。补中益气汤来源于《内外伤辨惑论》，在读这本书时，可能大家看得很清楚，李东垣的补中益气汤的剂量很小，咱们高院长对《内外伤辨惑论》做了很多研究，也开启了我的很多思路。在原方中，补中益气汤每味药的剂量都很小，小到有时候我都不信能治病。这样一个方子，我们在临床上看见一些问题以后怎么去使用？我所看到的病人是一些复杂的病人，用得最多的是补中益气汤，小剂量变成大剂量，峻补中气。宗气积于胸中，出于喉咙，司呼吸以贯心脉，所以宗气的作用在危重病里面占重要地位，它对于呼吸，对于心脏的功能支持都很重要。下面通过一个病案来说说我是怎么来做的。

病案是一个慢性阻塞性肺疾病，呼吸衰竭插管上呼吸机，我是化裁后用的补中益气汤，原方剂量是非常少的，这样小的剂量在内伤杂病有可能有很重要的作用，然而对于一个重症危重病怎么去做？就要用具有峻补中气的药物，把呼吸功能恢复过来，否则就要插管上呼吸机，把氧浓度提上去自然清气也就上来了，宗气功能正常了，至少呼吸功能会维持一段时间。我用补中益气汤，黄芪为大剂量，主要用于补益肺气，陈皮、半夏、炙甘草调节脾胃升降功能，人参和黄芪一样是峻补阳气的，柴胡、升麻起了一个往上提的作用，这个方子剂量改变以后能峻补中气，然后改善呼吸功能。我用这个方子，黄芪用到 60 克都是少的，一般是 100 克、120 克，甚至最大量黄芪用到 300 克，人参用的是红参或生晒参，用

30 克、60 克，有时候大量人参可能单独用，一天 300 克，个案中最大用到 500 克以上，从而起到峻补呼吸的作用。当归、白芍、柴胡、升麻用量不大，因为它们只是起到一个引导作用。

这个患者我一次没有看见过，是一个学生的师父，这个学生找我来时，只是用手机照了一下病人的面相、舌象和他上呼吸机的情况，给我描述了一下状态和用西药的情况。这个 AECOPD 病人在其他医院住院已经半年了，一直上的呼吸机，神志一会儿好一会儿不好，腹胀，大便溏稀，一天 3～4 次，每天从气道里面吸出大量的白稀痰。感染用的西药是美罗培南。舌淡紫，少苔，舌面很润泽。我给他开的第一个方子，是以补中益气汤为主加了山萸肉、干姜，参用的西洋参，还加了红参。因为这个病人感染还很重，中焦阳气不足也是核心，用了 15 克的干姜来适当温一下中焦。方子用了 2 周以后，这个病人的精神明显好转，吸痰的量、次数大大减少，腹胀，仍然便稀，呼吸机的支持力度都在下调。因为大便仍稀溏，二诊加了葛根芩连汤。用了 14 剂以后，病人的腹泻基本上止住了。三诊的时候痰仍然偏多，而且偏黏了一些，加了皂角刺，因皂角刺对痰的稀释有好处。四诊时，病人的精神状态越来越好，体力恢复，痰量减少。大约用了一个半月时间，80 多岁的老先生成功脱机了。实际上是用了中医的补宗气的作用来代替了呼吸机，把呼吸机逐渐达到可以脱离的状态。按照这种方法，这些年我治了很多例这样的病人。

3. 呼吸机的中医属性认识

呼吸机作为西医的强有力的治疗手段很有效，怎么理解它？我的理解，呼吸机就是补中益气汤，它是超强的补中益气汤，我们暂时用的汤药还补不上，就上了呼吸机，宗气补上去了，至少病人不会死亡了。那怎样把它拔下来？用补中益气汤等中药治疗，逐渐调整呼吸机支持力度，调到最低，脱机就行了。我认为呼吸机是补气升清、回阳救逆的。在 ICU 里面我们用呼吸机，基本上是按照中医的思路去用的，不大按照西医的思路来用，当然西医的思路也在用。例如，一个痰热腑实 ARDS，上了呼吸机一定用大量的承气汤，然后变成虚证，否则就会人机对抗，没法用呼吸机。氧合上不去的西医处理原则是强力的镇静，把病人的自主呼吸给抑制掉，其实一样是造了虚证，一下子肢体瘫软了呼吸功能没有了，就能与呼吸机配合。那何不用我们中药的办法，把热毒泄下来以后也是变成虚证，人机合拍，然后再通过调补中气，把呼吸机脱掉。这些年我们利用这样的办法，不光在我们医院很好地解决了一些问题，很多西医院 ICU 的病人有时候转到我们医院进行脱机，也取得了很好的疗效。

　　补中益气汤是非常好的一个方子，在急救中，我们在理解的基础上把它重新调整，用大剂量的补中益气汤来峻补宗气，使司呼吸贯心脉这个功能得到恢复，最后病人得到救治。除此之外也有一部分病人，利用这个手段以后可以不上呼吸机。例如，对一些重症的感染 ARDS 需要上呼吸机时，可能早期补中气以后，病人的呼吸功能恢复了，不需要上呼吸机了。这是我们中医要去做的，有了呼吸机支持生命，再加上中医的一些治疗思路的扩展，对于危重症的治疗会大有天地的。以上是我对补中益气汤这个方子从它小剂量的多年临床应用，到我拿来治疗急症、重症、危重症的思路。

4. 益气聪明汤与头目急症

　　我给大家介绍第二个方子是益气聪明汤。益气聪明汤是《东垣试效方》里的一个方子，这个方子在我这些年运用过程中发现，它调和肝脾，在颈椎病、神志病等各方面都得到重新的应用。这个方子是治疗耳鸣、耳朵障碍的，小剂量久服有很好的疗效，里面的黄芪和人参是等量的，这是原方的情况。但这个方子实际上补脾胃、调肝、坚肾；三方面皆兼顾。脾胃虚弱可以导致气虚下陷，脾胃虚弱也可以导致血不足，血不足则阴不足，阴不足肝肾就不足，所以这个方子的立意非常非常广泛。费伯雄在《医方论》里，说"重脾胃兼治肝肾立意最精"，即说这张方子它对肝、脾、胃、肾四方都调节。

　　颈椎病是现代常见的病，颈椎病给人感觉似乎是骨头的问题。如果认真去分析颈椎病，病位好像在骨，实际上在肌肉和肌腱。长期的胸锁乳突肌、背阔肌肌肉的疲劳、牵拉，然后慢慢地萎缩，然后硬节形成，骨头变形。骨头变形是继发的，骨头变化也是继发的，核心在肌肉和肌腱。肌肉和肌腱是什么？就是脾和肝嘛，骨头是最后出现的变化，所以益气聪明汤调脾胃、兼顾肝肾，用这个方子应该说是非常适合的。另外，对于神志出现的变化，因为有益气聪明的功效，也是有很好的治疗作用的，因此这个方子扩大使用后能发挥很大的作用。加白术是加强脾胃健运的，是补充气血生化之源的，加了柴胡、升麻能够提升肝气。剂量仍然是根据情况选用，如果病人确实是脑血管病而引起的，黄芪可能要用 90～120 克，根据不同的情况，在一年四季，对益气聪明汤进行加减变化。

下面举几个我应用益气聪明明汤的例子：

第一个是个颈椎病的病人。由于颈椎病病人现在非常多，误诊的也非常多，有一份资料显示，大概有 25% 的颈椎病被误诊成冠心病。这个病人确实是有心电图的改变，ST-T 段改变，但没有其他的改变，出现头晕、耳鸣、眼干、胸闷、气短，脉是沉弱的脉。我用的是益气聪明汤，面用了川芎和细辛，增加通窍和往上走的作用，用了 14 剂以后病人就明显好转了，胸闷、气短改善。因舌面细裂纹比较多，又加了肉苁蓉，又治疗半个月以后，病人基本上症状全部缓解，仍有一些轻度的耳鸣。

第二个病例是一个咳嗽就晕厥的病人。病人一咳嗽就可以晕倒，晕倒在马路上不省人事，但是很快就过去了。来看病时面色无华、容易出汗，舌苔白腻，舌面上裂纹非常多，脉虚细数。在这个方子里用了熟地黄填精，因益气聪明的补肾精力度是不足的，还加了半夏、天麻增加降浊的能力，自从吃完 14 剂以后，大概 9～10 个月没有晕厥过，后来黄芪加到 120 克，服 2 剂以后就再没有出现咳嗽、晕厥。

第三个病案是个 20 多岁的大学毕业生，毕业以后面临找工作，出现了一种状态：焦虑、抑郁，心情低落，幻听、幻视，感觉耳朵里面老有人在说话，失眠，多梦，口臭，而且手是发抖的，脱发。病人先天性左侧耳蜗缺失，右侧听力下降，舌淡紫、舌体胖，齿痕舌，白腻苔，脉弦。给这个病人使用了一个小剂量的益气聪明汤，加了珍珠母来安神，用了黄连干姜辛开苦降。用药半个月以后，病人的其他精神状况基本上消失了，仍有些耳鸣。精神状态好了，他也找到了非常好的工作。

5. 补脾胃升清阳泻阴火方与慢性感染性疾病

第三个方子是补脾胃泻阴火升清阳的方子，我认为这个方子是李东垣自觉或不自觉地延续了张仲景的思路，从某种程度来看，就是小柴胡汤变化而来的，它应该是从补中益气汤到补脾胃泻阴火升清阳到小柴胡。我用它来治疗很多病，比如口腔溃疡，对复发性口腔溃疡用起来效果非常好，以这个方子为基础我治疗了一个艾滋病病人。病人主要表现是背部发凉，双脚非常冷，我看了看前面给他开的中药方子，大部分是麻黄附子细辛、苓桂术甘、真武汤等等这些方子。当时我用了补脾胃升清阳泻阴火方，服了14剂以后病人逐渐开始好转，用了90克的黄芪，后来用到120克，并加上马鞭草，病人更加好转，中间的时候用过这个补脾胃升清阳泻阴火的方子，再合升麻鳖甲汤，参考阴阳毒来治疗。这个病人跟着我治了3年了，舌头的变化是很明显的，原来舌体胖，像猪腰子那种紫，这3年当中舌质逐渐变成正常的舌质了，舌苔也下来了。

第二个病例是EB病毒感染。这个病人是因为EB病毒感染导致的面红，面颊、面部疱疹、红痧，初诊、二诊给他用的是血府逐瘀汤，很快就透起来了，到第三次、第四次来的时候病人有腹泻，用葛根芩连合平胃散就稳定了，第五诊时用荆防败毒散，六诊时用柴平汤，到第七次来诊病人基本上稳定了，补脾胃升清阳泻阴火这个方子在这里也很好地得到了应验。

以上用几个病案和三个方子，就我个人结合现代新的疾病，运用东垣方的一些思路和想法，和大家进行了沟通。我们再往下做的话，仍然脱离不了张仲景的很多学术思想，只不过他是在内伤的基础上有一些外感，及一些其他的状态。现在这个年代，都市里的很多病基本上病因离不开劳倦、伤体。和李东垣的学术思路非常相近，对于当代的一些慢性的感染疾病、内伤杂病，东垣的学术思想给我们开辟了一个新思路。早年很多急救重病人，我当时按照伤寒的思路把命救过来了，然后再到慢性病，我就不会开方子了，一直到读了东垣的书后突然我发现，之前提的"外感遵仲景，内伤遵东垣"，还是有非常深刻的意义的。希望能给大家有启示作用。

七、基于伏邪理论多重耐药菌感染的研究

谷校长邀请我在这第二届温病论坛讲点课，我就想，讲点什么有趣的呢？因为有些内容，可能已经给大家讲得很多了。那么我就把最近几年围绕耐药菌感染方面的一些思考、研究，给各位做个汇报。我希望通过这个汇报，对中医温病学的理论如何用于当今一些复杂疾病的临床，能够给大家一点启示。

1. 耐药菌的产生和危害

刚才王融冰老师讲了一些关于传染病的内容。这些年我也一直在想，西医讲的感染类疾病，病毒和细菌感染，还有其他的一些感染物，在中医几千年的发展过程中可能都治过。不仅治过，而且很多时候还是主力军。从《黄内经》到《伤寒论》到温病，我们面临的最大问题，就是对发热性疾病的诊断和治疗。而发热性疾病一部分以流行传染为主的，被称为疫病、传染病，而一部分没有传染性，就作为热病治疗了。从传染性疾病来看，目前最多的是病毒性传染病。如果我们要研究现代的病毒和病毒性传染病，就应该认真地研究一下中医温病学理论。当然细菌性感染也是非常难治的，细菌感染过去是非常多的。在座的年轻人比较多，对细菌感染可能体会不深。50 岁以上的人，小时候可能身上都长过疮、痈、疔、疖之类，因为生活条件不如现在。这些疾病就是细菌感染。有人说中医外科学研究得最多的就是细菌感染，因为细菌感染多表现在皮肤和外科疮疡这一块。如果细菌进入体内，引起发热，就认为是热病相关的问题。而在抗生素没有发现之前，所有的细菌都是敏感菌。抗生素出现以后，虽然使细菌感染的死亡率下降了很多，但也带来很多弊端。抗生素的种类越来越多，使用越来越广泛，耐药菌也随之产生了。传统的中医是否治疗过耐药菌？肯定没治过。《外科全生集》等

中医外科理论著作里面，很多疮疡的致病菌都是不耐药的，因为耐药菌是针对抗生素治疗而言的，那时候还没有抗生素，也就没有耐药菌。所以耐药菌感染，对于中医来讲也是个新的挑战。

耐药菌主要是因抗生素的不合理使用而产生的。几十年来，针对细菌感染的治疗，西医所采取的措施就是如何选择合理的抗生素。但无论怎么选，都会出现不合理的抗生素使用，以至于现在抗生素的不合理使用情况非常普遍。所以对于抗生素的使用，需要有非常严格的要求。但是就算医院解决了这个问题，还是有其他行业做得不好。比如说畜牧业、养殖业，因为动物也会感染，养殖人员为了防病抗病，就在饲料里加抗生素，让鸡、鸭、鱼、猪、牛、羊吃，人再吃这些肉，抗生素又回到人体去了。最近有学者说，地表水里都有多种抗生素。因此，耐药菌的产生无法避免。

从单一耐药到多重耐药，到泛耐药，再到前几年提出的"超级细菌"。所谓的"超级细菌"就是对什么药都不敏感，国内外这样的"超级细菌"越来越多。咱们国家诊断了几例"超级细菌"，其中有一例感染是在甘肃一个车祸病人身上出现的。实际上就是克雷白杆菌感染以后，细菌穿上了一个马甲，什么抗生素对它都没有治疗作用了。我带了几个大夫过去，在兰州待了1周，停用抗生素，单纯中药治疗，1周之后，这个病人感染症状消失，之后多次检查，都没有再发现"超级细菌"。由此可见，中药可能对"超级细菌"有非常好的疗效。

耐药菌让医院几乎无药可用，ICU里面这种病人多得让医生没法下治疗方案，很多ICU都是围绕着耐药菌在进行治疗。鲍曼不动杆菌控制住了，铜绿假单胞菌出来了；铜绿假单胞菌控制住了，鲍曼不动杆菌又出来了；这两个菌都控制住了，耐药大肠杆菌又出来了……反正就是一轮一轮地折腾。原来还没有发现对亚胺培南的耐药菌，现在亚胺培南的耐药几率也非常高了。耐药菌的感染高发，也导致社会医疗的经济负担也越来越重。不管是呼吸科还是ICU、急诊，对治细菌感染主要就是用抗生素，所以抗生素在治疗费用中占了非常大的比重。2010年，我们国家进口抗生素药物200亿元，比2009年增加13%。而另一方面，抗生素的研发，也呈现出投入多、收益少的情况。研制一个抗生素，需要10～15亿美元的投入，而新抗生素出现不久，耐药菌群就会随之出现，抗生素的使用寿命越来越短。

目前抗生素的研发状况：1983～1987 年，有 16 种新的抗生素上市；1988～1992 年，有 14 种；2008～2012 年，只有 2 种。全世界几个大的医药公司，像辉瑞公司，都不研究抗生素了。

2. 医院耐药菌感染及中医药治疗情况

针对上面说的情况，我在东直门医院工作期间，对于医院的耐药菌感染进行了一些研究和分析。2007 年，ICU 收治了 153 个感染病人，其中出现多重耐药菌有 48 人，占整个感染人数的 1/3。而从年龄来看，高龄病人占 80％以上，是多重耐药菌感染的核心人群。这些人免疫力低下，从中医讲就是正气不足。从多重耐药菌株来看，排在前几位的是肺炎克雷白杆菌、不动杆菌、大肠杆菌、铜绿假单胞菌，除了这些细菌之外，还有真菌。所有的 ICU 大夫都围绕这些病菌想办法，今天选这个药，明天选那个药。选完以后，这个细菌治好了，那个细菌又来了，治到最后，对于药物敏感的细菌越来越少。在关于耐药铜绿假单胞菌的研究中，发现头孢他啶和亚胺培南的敏感性还稍微好一点，其他的抗生素全都泛耐药。然后我们用了中药，基本思路是益气、健脾、温阳、解毒、化痰，核心药物是党参、白术、附子、金银花。我们对使用中药治疗和没有使用中药治疗的病人进行回归分析，比较 2 组病人的 28 天存活率，结果显示中药可以提高耐药菌感染患者的生存率。在东直门医院，60 岁以上的老年人重症感染，病原结果不明的情况下，我们首先要考虑耐药菌感染，药物选择首先考虑头孢他啶和泰能。因为当时在东直门医院的 ICU 里，100 多例的病人中，出现的耐药菌主要是铜绿假单胞菌，用头孢他啶和泰能属于经验用药。而我现在所在的北京中医院的 ICU，耐药菌感染主要是鲍曼不动杆菌，所以抗生素的选择，就与东直门医院时不一样了。所谓的抗生素经验用药，是根据你所在的医院、所在的科、所在的 ICU 里面常见的细菌流行病学情况，选择有效的用药。因为细菌鉴别怎么也得需要 3 天时间，再快的也要 18 个小时以后才能看到结果，但是病人的病情不能等，要用药！用什么？这时候就只能根据以往的经验，是以什么细菌为主，然后有针对性地用药。同时要中西医结合治疗。中医治疗以扶正为主，用药以人参、黄芪、白术、甘草为核心。这样对于耐药菌感染患者的死亡率可以有比较好的降低效果。

3. 中医药治疗耐药菌感染的机理

关于治疗耐药菌感染的机理，我们有必要引入中医的一些理念，比如"审因论治""祛邪扶正""整体观念"，中医的治疗采用的是多靶位、多途径的治疗方式。也就是说，中医对于细菌感染的治疗作用一直是明确的，但是大部分中药对于细菌似乎没有具体的一对一的杀灭作用（青蒿之类的很少）。那么中药对于细菌的生物学特征究竟有没有作用呢？我在进行研究之前，曾经有一种想法——中药可以治疗人的病，也可以治疗动物的病（兽医），而对细菌来讲，它是大自然存在的微生物，也是生物，中药能不能改变细菌的生物学特征呢？通过中药干预让细菌不耐药，让它无法产生对抗生素耐药的结构。即使中药杀不了细菌，但让细菌不耐药以后，抗生素可能就能够把细菌杀死。基于这个思路，我们尝试研究中药是不是能够影响细菌的多个代谢环节。

目前中医对于耐药菌的认识偏差比较大。前期我们查文献发现，治疗上普遍集中在清热解毒、凉血活血。这是把细菌感染视为一种"毒"，同时细菌感染以后，这种邪毒会耗伤人的正气。如果只是一味地解毒祛邪，不去匡复正气，就会邪祛正散。所以我们在祛邪的同时，一定还要关注正气。在祛邪方面，中医的治疗方法可能比西医的治疗方法要少一些，但在现代临床，可能更需要中医去扶助正气，因为相对于祛邪，扶正更是我们的优势。正气存在，人的生命就存在。光把邪驱逐掉了，人也死了，那还有什么意义？我们过去的临床思路偏重于药物对细菌耐药机制的干预，治疗细菌感染，一种抗生素不行，就用两种；两种还不行，就加上酶抑制剂，而忽略了中药对机体的作用。细菌在人体生长，我们要是能把人体的内环境改变，不让细菌过度生长，感染自然就解决了。所以我们除了要想法子杀灭细菌之外，还要想法子改善人体的内环境，让它不适合于细菌生长。这样一来，可能不用杀，细菌自己就没了，或者说细菌就不致病了，只是存在于体内的某一个角落。因此对于中药干预机体的作用方面，大家研究得还不到位，做得也不够全面。我们一谈到细菌，总是在谈中药是不是有杀菌、抑菌、抗菌等作用，而忽略它对于人体的整体调节。这实际上体现了目前中医在这部分的研究中丢掉了整体观。讲中医理论的时候，我们都不会忘记强调整体观念、辨证论治，但是真到遇见具体问题的时候，就忘了，就只想着把细菌给杀死。中医当然也可以杀细菌，但是中医更重要的作用是通过调整体内环境，让细菌没有生存之地。

记得我上大学的时候，有位老师跟我说过一句话："细菌怎么才能生长？得在阴暗潮湿的环境中。拿出来一晒，太阳光一照，细菌不就没了吗！"所以老先生说："阳气者，若天与日，失其所，则折寿而不彰。"阳光一晒，阳气旺盛，不适合细菌生长了，细菌自然就没了。所以说在中药治疗耐药菌的研究中，要发挥中医的整体优势。而恰恰我们真正在治病的时候，特别容易走向偏激。中医对于抗生素的认识也是有局限性的，非得用中药跟抗生素比杀菌。比如说认为清热解毒法可以杀灭细菌，就用 500 克、1500 克，甚至 5000 克、1000 克金银花熬成汤，人都能泡进去了，管用吗？治病，需要中医的整体理念，要讲策略，方法很多，药物也很多，要有先有后，有进有退，有攻有守，这才能形成一个完整的治疗思路。如果只攻其一点，不及其余，搞不好连大本营都丢了。

4. 伏邪理论与耐药菌

为什么要提到伏邪呢？因为我们现在越来越感觉到耐药菌像伏邪。伏邪是感受邪气，即时不发，伏于体内，逾时而发。"冬伤于寒，春必病温""冬不藏精，春必病温"，这里说的邪气实际上是伏于体内的。同样，每个人身上都有细菌，为什么有的人不生病？因为有一些细菌是条件致病菌，比如铜绿假单胞菌、不动杆菌，在 ICU 的很多护士、医生身上，甚至是咽喉部都能发现，但他们没有得病。一旦你劳累过度，免疫力下降，或者有其他的原因，可能就会发病，这种细菌被称为定植菌。定植菌看起来好像对人体没什么影响，但它毕竟是个细菌，它仍然在不停地暗耗你的精气。所以我觉得伏邪理论用在细菌感染方面，非常像定植菌的问题，也是先对人体造成一定影响，导致人体对于新的邪气的抵抗力下降，从而致病。

刚才王融冰教授谈到H7N9，H7N9在2012年春天有一次大爆发。我分析了当时的情况，发现2011年的冬天是整个华东地区和江浙一带近50年来最寒冷的一个冬天，"冬伤于寒"，春天H7N9随之而起，"春必病温"2013年H7N9的发病在广浙一带，为什么？这一带那年恰恰是一个暖冬，冬天该冷而不冷，精气无法闭藏，可以暗耗人的阴精，"冬不藏精，春必病温"。所以2013年在江浙一带H7N9高发。其他地区也有发病，但是比较少。中医这种发病学说是非常有道理的。

关于伏邪理论，有些人否定，有些人支持。我们认为对伏邪理论的认识，并不是说真的邪气就伏在那了。实际上"冬伤于寒"也好，"冬不藏精"也好，主要还是指人体的正气受到损伤以后，到了春天，人就容易得病。细菌也是这样的，比如好多葡萄球菌过去不致病的，现在都致病了。为什么？它和人体的内环境有关系。我们不仅可以把伏邪理论用于研究感染性疾病，也可以用于研究内伤杂病。伏邪理论强调的是正气和邪气两个方面，而发病就是潜伏很久的邪气在正气虚弱的时候爆发，邪气和正气的斗争结果，决定了是不是发病。正虚是个条件，当然如果邪气很弱，也可以不发病，同时在正邪的斗争过程中也会耗伤机体的正气。在耐药菌感染患者中，有很多是老年人、住院病人、慢性病病人，包括大量使用激素、免疫抑制剂、手术后的患者，这说明正气不足是产生耐药菌株的一个重要条件。体内的免疫力水平、内环境的稳定性是人体是否感染的决定性因素，这也就是"正气存内，邪不可干；邪之所凑，其气必虚"。

再结合中医对于感染病的认识，我们认为耐药菌感染的核心病机是正气不足，邪毒内伏。既然是"邪毒内伏"，我们对于"邪"的治疗，首先应该是透邪。透邪，就是给邪以出路，把邪气引出人体。其次就是除邪务尽，不能让邪气偷偷地留下来，潜伏在体内。也就是不能让定植菌存在，要清除定植菌。我们目前临床上正在做这方面的研究，用中药扶正透邪的方法，既要对细菌有一个很好的控制作用，同时也要增强机体的抵抗力。透邪的作用，能够协同抗生素清除细菌；

扶正的同时，能够调节人体的免疫，促进免疫的修复。感染病人的死亡，都是死于免疫力低下，细菌多重感染，以致身体全线崩溃。中药扶正的作用，非常有利于促进病人的康复。

'   我们在最近的研究中运用了一些新技术，想看看中药在治疗耐药菌感染的过程中到底起什么作用。我们根据刚才提到的常用药物总结出一个方子，以当归补血汤为核心，加金银花清热解毒、青蒿透邪，治疗原则是扶正为主兼以达邪。这个方子里面对黄芪的使用要正确理解，黄芪的作用是什么？是托邪外出，《神农本草经》里并没有说黄芪有非常强的补益作用，在历代本草的记载中，黄芪都是用来治疗疮疡，托邪外出的。《外科全生集》《外科正宗》的很多方子都以黄芪为核心药物，比如透脓散等。而黄芪配伍当归以后，主要起的就是补气养血培元的作用了。金银花是清热解毒药，同时大量使用还有凉血活血的作用。陈士铎有个五神汤，主要治疗组织坏死以及皮肤感染，比如各种疔、肿、痈等。陈士铎用金银花用到 4 两，甚至最高 8 两。这个方子我用过，确实很有效，而且金银花不用到这个量，就没有这么好的效果。我记得在东直门医院的时候，抢救过 1 例急性白血病 M_5 合并颅内感染的病人，检测出的两个细菌感染都是耐药菌。当时我们想的办法就是用黄芪 300 克，金银花 120 克，连着吃了 1 个月。1 个月以后，病人热退了，整个情况也很好，而且他的白血病的情况也改善了。这个病例说明了中药在治疗这类疾病的时候，要找对核心用药，不是单纯的量越大越好，而是要根据实际情况选择。

5. 关于耐药菌的中医实验研究

那么中药到底有没有抑菌作用呢？在曾经的一些实验研究中，我们把上面提到的芪归银方设大、中、小剂量组，用提取液给小鼠灌胃，5 天以后，取出小鼠的血清（因为血清里面的药物含量是最多的），用含药血清来进行体外抑菌实验，然后测 MIC（最小抑菌浓度），单独的蒽醌类、皂苷、多糖（粗多糖、精多糖）……这些药物成分的抑菌作用。我们发现大剂量组的培养液是澄清的，清的说明什么？没有细菌生长。这个实验的结果是全方有效，粗多糖有效，其他的无效。这个结果很有意思。也就是说，这个处方确实有一定的抑菌作用，而且，当它和抗生素联合使用时，抑菌作用更强。

中药的全方提取物以及皂苷和含药血清都具有较好的体外抑菌作用。另外，中药和抗生素一起使用，具有协同杀菌作用。也就是说，中药不仅自身具有抑菌作用，还可以增强抗生素的作用。我当时戏称，中药可能是抗生素的增敏剂，或者像咖啡和咖啡伴侣。抗生素就好比咖啡，加上中药伴侣以后，好喝，效果更好。现在临床上很多情况都是这样，需要中西药联合使用，不能单独地说中医最好，还是西医最好，要各取所长。

另外我们也做了一些体内试验。首先是对剂量筛选的观察。根据结果来看，大剂量组和中剂量组比较，中剂量组似乎显示出较好的作用。所以剂量的大小并不一定有绝对的关系。对于死亡率，以中剂量组为核心，我们做了一个保护实验，结果发现中西药结合组的死亡保护作用是非常强的。也就是说，单纯的西药或者单纯的中药，都有效，但是没有中西药结合的作用强。这就说明中药和西药联合使用，一定是产生了某种特定的作用机制。佐证是在免疫相关的指标测定中，我们得到了一些结果，比如说各组对于白介素 1β，都有一个延迟作用。实验中，24 小时、5 天时，各组的白介素 1β 有非常显著的差异。可见中药通过调节白介素 1β，能够消除炎症；而中药除了对于细菌的直接作用，还可能对人体的其他炎症因素有一个调节作用，从而改善内在环境，从另一个角度消除炎症。

另外，中药对于 T 淋巴细胞有增殖作用。模型组的 T 淋巴细胞水平非常高，西药组一下压下来了，而中药组、中西药结合组与正常组，是在一个平面上。这说明中药对于 T 淋巴细胞的作用是调节平衡，使人体处于平衡状态，"阴平阳秘，以平为期"，不至于出现 T 淋巴细胞大起大落的情况。

实验中，中药组在 24 小时以后，跟西药组相比有显著差异。所以中药绝对是能够降低血清中促炎因子的释放的；同时还能促进机体杀灭细菌的作用。

最后，中药对正气是有保护作用的，即使免疫处于平衡状态，也可以看到中药对肺组织的保护作用还是非常强的。

从体内试验来看，中药能够协同免疫，改善炎症，最终降低大鼠的死亡率。

这里面可能的作用机制有三个。第一个是主动外排机制；第二个是 β 内酰胺酶；第三个是外膜通道蛋白的保护作用。通过我们的研究发现，中药确实有增加 β 内酰胺酶水解速率的作用，这使中药可以通过对 β 内酰胺酶的干预，降低细菌的耐药。另外对于外膜蛋白的测定，结果显示含药血清对于铜绿假单胞菌的外膜蛋白有很好的保护作用，同时中药可以使外膜蛋白的 ompF 增加，而这个东西是能够增强人体免疫的。也就是说，中药不单单对于细菌有作用，对于细菌的一个蛋白抗原也可以增加表达，最后刺激人体，使人体的免疫应答增强。中药对人体的免疫系统包括 T 淋巴细胞的作用，会不会也是通过这个途径来起作用的呢？我们还要进一步再做研究。

今年我们做了一个国家自然基金课题，探索中药在耐药菌的治疗中的作用机制。我们发现，不是一个单纯的药物，也不是一个单纯的蛋白，而是整体的中药含药血清，才有很好的效果。所以对于目前临床耐药菌出现频率非常高、死亡率非常高的情况，我们中医能不能做点事？过去也有人做了很多实验，发现中药对于病毒、细菌都不一定有明确的杀灭作用。那么对于耐药菌感染这个难题，中医做什么呢？我们运用中医温病学的理论来思考一下，能不能找出一些新的思路？我在东直门医院的时候，查房过程中发现一个 90 多岁的病人，当时是泛耐药的细菌感染，每天中药治疗，因为是 ICU 的病人，每天都做细菌鉴定，慢慢地发现这细菌不耐药了，对抗生素敏感了，但是病人却死亡了。为什么？那究竟是中药对于细菌的作用？还是其他什么原因呢？后来我让一个学生把当时近 1 年的所有铜绿假单胞菌耐药的病例都找出来，分析我们当时给这些病人都开的什么中药，有没有作用？这些病人，中药对于细菌的特征确实有改变。回顾我们的治疗，总体用的仍然是扶正透邪为主，这也反过来提示我们伏邪理论很可能是整个问题的核心。

我们进行体外实验和体内实验研究中用原药，或熬成汁，或提取物，都没有疗效。后来，我突然想起来，当年研究抗生素，也是从血清药物学做起的，我们就仿照最初研究抗生素的时候用的这种最原始的方法，用含药血清进行研究。但是大鼠需要灌药多少天，血清内药物含量才能最大呢？经过摸索可能在 5 天左右。得到的这个血清，才真正地能起到抑菌、杀菌、改变细菌特征的作用，同时，通过它与抗生素协同增效，改善炎症，调节免疫，最后降低了病死率。

在临床研究方面，我们近期做了一个 100 多例的病例回顾研究，根据研究结果来看，中药干预后，死亡率确实有降低。当然死亡率有一个分水岭，在重症 ICU 的病人中，APACHE2 评分大于 20 分以上的都会死亡，不管用不用中药。对于 APACHE2 评分 20 分以下的这种病人，中药绝对是能够降低病死率的。为什么？我们先看看 APACHE2 评分大于 20 分以上的病人，他们病程长，入住 ICU 的时间也长，都是病情极重，相关科室已经无计可施了，才送到 ICU。这时病人的存活希望已经很小了。这就提示我们中医的治疗一定要早期干预、早期用药，不要等到病人的情况特别差，那时候用药也起不到什么好的作用了。即使能想办法把耐药菌的问题解决了，正气不存在了，就算是邪气将要散去也没用了，邪祛人亡。所以早期治疗是很重要的。

在这个机制探讨里面，我们现在可以得出的结论是含药血清能够降低 β 内酰胺酶的水解率，同时对于通道蛋白有保护作用，可能同时刺激细胞膜的外膜蛋白的表达。目前，还有一个蛋白没有鉴定出来是什么。那个蛋白很可能对于人体的免疫有刺激作用，对于免疫调节的作用可能是更强。

中医的治疗，可以有很多思路，但是万变不离其宗，都要在中医的基本理论指导下用药。中医理论指导，说起来非常容易，在临床看病的过程中很容易被忘掉。中医目前似乎缺失了临床思维的指导权，一看病人舌苔黄了，就是清热解毒；一旦舌苔腻了，就是通阳化浊，对不对？不知道。因为你没有整体看。我们研究《伤寒论》也好，研究《温病条辨》也好，没有说单独看一个舌象的，一定要结合四诊，整体辨证，才能真正做到中医理论指导临床。我看一个病人，面色微黄，神疲乏力，一伸舌头，光绛无苔，你说这不是气虚阴伤吗？我说他是个气虚阳虚，不是阴精的问题。予补中益气汤合理中丸，慢慢就好起来了，舌苔也长出来了。因此我们中医的临床思维强调一定要望、闻、问、切四诊合参。当年治疗手足口病，对于合并中枢神经系统感染的情况，我和王玉光主任讨论时，提了

《金匮要略》里的一个方子，用来治疗手足口重症。什么方子呢？风引汤。风引汤在《金匮要略》里治疗热瘫痫，手足口重症的表现就是高热、瘫痪、抽搐、昏迷。我们用了一看，治疗作用还是很好的。这种抽风、抽搐跟肝阳上亢、风阳内闭不一样。所以，用中医理论指导临床是非常非常重要的。

在中医中药治疗细菌耐药这一块，我们目前还正在探索新的研究方向。中医在这些研究方面是空白，如果全部照搬抗生素的做法，也不能完全达到理想的效果。中医中药，对于一些疾病的防治，包括传染病、难治病，都有很好的效果。但是一定要把理论指导作为基本的前提，这样才能够对中医理论有所提升和发展，找到新的方向和诠释。

八、一次对住院医师的急诊重症医学讲话

1. 什么是急诊重症医学

医学是社会发展的产物，而战争则是医学发展的催化剂。每一次战争都推进了医学的进程。因为战争不知道会打成什么样子，也不知道在战争中会受什么样的创伤，会得哪种内科疾病。战争中产生了很多医学难题，急诊医学就应运而生了。急诊医学的发展也是现代社会发展的需求，因为一些疾病病需要急诊处理。急诊医学是一个新兴学科，并且和传统的分科模式不太一样。从这个学科的特征就能看出它与各个专科有着密切的联系。急诊科是各个专科急危重症救治的第一环节，所以在急诊科可以见到各个学科的病种，急诊科的医生什么都得会。这就要求急诊科的医生要有非常扎实的，对症状、疾病鉴别诊断的能力。他需要做的是能快速诊断、快速抢救。急诊科不以系统来界定疾病，而是根据病情的轻重来区别。当病人来急诊科以后我们需要立即做出反应，要知道如何判断病情的变化，针对病情应该如何快速处理。

在几个月前，我们急诊同时收治了三个有机磷中毒的病人。这三个病人到急诊科的时候，我们的大夫和护士迅速判断出这三个人的病情：其中之一的老太太到急诊大厅心脏就停跳了，这是要立即抢救的，另外两个小伙子状况还可以。评估病情的结果就是集中精力抢救、复苏这位老太太。在这个时候是不区分这个病是哪个科的，而是依病情轻重决定治疗的先后。从这里就可以看出急诊医学有其特有的临床思维模式。那就是以病情的急危重程度来划分疾病。比如病人来到急诊科以后，首先判断病情是急的？重的？危的？病情急的病人不一定病情很重，却是需要马上处理，如果不及时处理就会后患无穷，比如血管断裂，是需要马上

处理，处理得越早效果越好，如果处理晚了，则会出现失血，而引起病情进一步加重。病情重的病人，一定出现了一些影响生命的症状或体征。病情危的病人，到急诊科时呼吸就骤停了，或者心脏骤停了。

每个医学学科都有其明确的专业跨度和独特的医学知识，那急诊医学独特的医学知识是什么？实际上现代医学对这一点还没有弄明白。急诊医学知识涵盖了内外各科，现在急诊相关的一些书籍也是这么编写的。然而急诊医学有其独特的临床思维模式、诊疗措施，以及不同于专科的管理模式。各个专科和急诊科之间有什么关系呢？一个病人到专科就诊，医生要尽可能诊断出这是什么病，在诊断不清的情况下一般要观察、观察、再观察。而当病人来到急诊科，医生首先要判断病人的生命是不是受到了威胁，如果是，立即进入抢救状态。判断出危重程度，再进一步判断是什么器官出现问题，然后再诊断为什么病，转专科去观察治疗。在急诊科，我们诊断的前期过程几乎是一片模糊的，一定有一些威胁生命的因素。只能先进行生命支持，然后再进一步排查病因。

2. 急诊重症医学关注的是人的整体

当年我在协和医院进修的时候，接诊了一位从涿州转来的女病人，这个病人诊断很明确：产后大出血，当地医院对其进行了子宫切除。子宫切除后出血不止，下肢坏死，病人严重休克。病人进了急诊科就是急诊科的病。但究竟是哪个专科的病，不是妇产科的吗？怎么妇产科的病腿坏死了呢？这个病人是在晚上 6 点钟到急诊科的。截止到夜里 12 点钟，一共进行了 6 个学科的会诊：骨科、肾内科、妇产科、普外科、ICU、泌尿外科。在这 6 小时之内，急诊科唯一要做的就是生命支持，为下一步治疗争取机会。经过一系列会诊发现，这位病人的情况很复杂，子宫切除、大出血之后本来没什么问题。造成下肢坏死的原因是在手术过程中，医生用止血钳把髂总动脉给夹住了，夹了 1 个小时，下肢缺血全部坏死。我在抢救过程中发现病人两个肾变大，没有尿，没有尿可以解释为休克，但肾为什么大呢，就请泌尿外科过来会诊。骨科来看是要判断先开腹还是先截肢。就这样会诊了 6 ～ 7 个小时，最后明确上手术室，术后 ICU 怎么办呢？又进行了讨论。在会诊讨论的过程中，我在急诊科值班时做的第一件事是生命支持，保证病人上手术台时，血压能够稳定。后来，病人血压很好的情况上了手术台，先截肢，后开腹。开腹后发现当地医院在做子宫动脉结扎时，把两个输尿管都结扎上了。又请泌尿外科打开，把尿给排掉。手术从夜里 12 点做到凌晨 5 点，病人经过救治以后活了下来。从中可以看出，急诊科在这个过程中解决的是生命支持的问题，为后续的各个专科提供一个很好的治疗条件。我对急诊科进行的学科定位是维持生命的第一阶段，没有这一段，后续的专科治疗都是无稽之谈，因为病人上不了手术台。国外对于急诊科的定位非常准确，它就是一个医院的大门，在一个大的医疗中心里面，急诊是第一大科。急诊把病人转给专科之前要对病人进行生命的维护和器官的保护。急诊科对病人后续的治疗和康复，起到了非常重要的作用。这涉及改善微循环、维护内外环境、营养支持、感染等各种急救技术。作为急诊医生需要具备临床诊治能力、洞察能力、调解能力、过硬的心理素质等。临床诊治能力就是你对症状、疾病诊断鉴别的能力。洞察能力非常重要，就是你要抓住病人的主要点，如果抓不住就会造成很多麻烦；调解能力是什么？协调上下级之间、医护之间、医患之间的关系。心理素质，急诊科医生什么病都会遇到，不管是严重外伤也好、重病也好，医生一定镇定，所以良好的心理素质是非常重要的基本功。

　　急诊时间观念很强。强调在第一时间的正确率和抢救的成功率，那我们平时就要去读书，去模拟各种情况。假如来一个急性腹痛的病人，想大概有什么病能让病人死亡，不会威胁生命的病不去管它，要从重到轻去考虑。用你所掌握的知识在最短的时间内得出一个正确的结论、给一个正确的救治是很重要的。急诊的工作内容，判断病情急危重程度是第一位的。对于病情危重，怎么来判定，很复杂吗？特别简单。如果来了以后，病人的四大生命体征都很好，我就会知道这个病人一般不会差。四大生命体征是呼吸、心率（脉搏）、血压、体温。通过把这些最简单的东西做一个综合考量，就可以判断病人的病情。

3. 快速鉴别诊断是急诊医师的必备素养

曾经有个学生，当时是个博士。十月下旬的时候，一个老太太来看病，头痛，不舒服。当时量血压正常，其他也都正常，于是开了个方子，以及止痛片、胃复安，病人就回家了。下午五点的时候，家属把病人推过来，死了。为什么？究竟什么病？原来是一氧化碳中毒。这个病例中大夫忘了一件事——对病情的判断，对发病过程的询问。就知道头痛加呕吐，予止痛片加胃复安。回到家以后病人继续吸入煤气致中毒死亡。对于那个年代，老年人在这个季节，头痛伴呕吐的情况下，一定要问有没有烧煤的炉子，一定要考虑到这个。否则就可能就引起病情延误，导致病人死亡。所以，评估病情非常重要！

还有一个病例是 COPD、心衰，病人很重，来了以后大夫看了看说，你去躺床上吧，马上给你治疗，病人就躺到床上去了，却猝死了。还有一次，我在出门诊的时候，有个病人进门，我一看那个病人的表现：大汗出，面色苍白，胸闷痛。就让值班大夫赶紧做心电图，结果发现确实是大面积广泛心肌梗死。那时候还不能做 PCI，溶栓也做不了，我说就转到安贞医院吧。转到安贞医院后，很快就治好了。有人问：你怎么知道是心肌梗死的？第一，胸闷胸痛；第二，面色苍白；第三，大汗出。如果这个病痛让人出汗了，一定是重病，特别急的，不是心肌梗死，就是胰腺炎，同时病人自己有一种濒死感。

对于意识障碍，怎么判定？常说的意识障碍就是整个人和外界没有对话，无法进行信息交流。从烦躁、嗜睡、昏睡，到浅昏迷、深昏迷，疾病伴有这样的情况，一定是重的。如果这个病人有出血，加上意识障碍，那一定要考虑病人有没有颅内出血。如流脑，现在很少，而一旦出现，就容易误诊。一氧化碳中毒、低血糖、镇静药物过量导致意识障碍也特别多。有一次，我下班要走，看到一个昏迷的老太太要去做 CT，因医院的 CT 坏了，要去其他医院做 CT。我就过去看病人，说先别去了，老太太身子软的，血压也不高，为什么不抽血查一下？来了一个就要做 CT 吗？哪种昏迷能出这么多汗呢？抽血发现血糖为 1.0 毫摩尔 / 升，给了 10% 的葡萄糖点进去，15 分钟后老太太醒过了。因为是在菜市场晕倒了，病人送来后，什么都不知道。用了葡萄糖后，意识恢复了。才清楚她是糖尿病，定期吃降糖药，中午降糖药吃了，但没吃饭，睡了一小觉起来去菜市场买菜准备做晚饭，结果到菜市场晕了。因为病史不知道，来的时候是无名氏昏迷，查了很多生命体征都是阴性，大汗出。这时候应该分析，如果是脑血栓的昏迷，是什么样的昏迷；如果是感染的昏迷，是什么样的昏迷；如果吃安定过多了，她不会去买菜，一定是低血糖昏迷。如果是脑病，感染性的脑病，要有发热；如果是血管的问题，一定会影响血压的变化，肢体不会是软的，也一定会有病理征出现。所以，对昏迷的病人就要这样去判断。

4. 对于常见急症的一些鉴别与诊断经验

老年人的呼吸困难很可怕，因可能是非常严重的感染。2 个月前呼吸科王玉光主任在门诊看了一个这样的病人，本来老人家是让王主任给孩子看咳嗽，王主任一看到她说，不对啊，你怎么会是这样的呼吸？就通知家属让她住院，结果一查两肺——急进型特发性肺间质纤维化，这病人后来去了朝阳医院呼吸科住院，一个星期之后去世了，很重。所以老年人的呼吸困难一定要高度重视。合并呼吸困难是病情加重的表现，尿毒症加呼吸困难最难治，贫血加呼吸困难这血红蛋白一定特别低，腹痛加呼吸困难可能是急性胰腺炎、腹腔严重感染、ARDS。

休克、血压下降，要及早判断，休克是一个动态变化的过程，不是不变的，要监测尿量、最高体温，要查血及休克的一系列指标，然后依证去做。休克同时伴有喉头水肿、哮鸣音是过敏，伴腹痛腹胀是低容量休克。举个例子，我们医院的一个老支书，早晨起来去遛弯，摔了一跟头，腹痛、腹胀，也有休克，血红蛋白持续下降，做 B 超也没发现什么异常。这种情况一定得先止血，否则失血到休克，呼吸就停了，就要插管上呼吸机。也一定要及早发现、迅速鉴别。后来剖腹，发现腹后壁破了。所以临床上要根据病史及症状来看预后及诊断，这是非常重要的环节。

腹胀也非常难治疗的，包括肠麻痹，也包括里面有积液，积液是感染引起的，这些是腹胀的核心点。临床上不要小看腹胀，腹胀是会死人的。在这里就不多讲了。

接下来讲一讲血液。在东直门急诊的时候遇到这样的一个病人，子宫功能性出血大失血，失血较严重，已经 20 多天了，其他医院让病人输血，她坚决不输血。医院让我去会诊，到了医院我一看她面色㿠白，我说去血红蛋白 4 克，病人说："不输血就吃中药！"那就吃吧，主要给她补气摄血，用红参 120 克，甘草 60 克，仙鹤草 120 克，炮姜 30 克，浓煎，频服。一天喝几剂不管，喝完再煎继续喝，3 天以后这个病人出血止住了，血红蛋白就开始好转。止血后就不着急了，可以慢慢来治。然后先后用归脾汤、人参养荣汤治疗半年才恢复元气。当病人的血小板在 1 ～ 2 天持续下降 15×10^9/L，白细胞低，要考虑血液病。血液病少见，但并不罕见，所以临床上发现血细胞发生变化，伴有发热、皮下出血、长斑的，一定要考虑到血液病。否则就有可能陷入误区。

当时在 ICU 收过这样的一个病人，骨科做了脊柱手术，然后出现重度感染、休克，第一次是休克导致的多功能脏器衰竭，后来经过抢救支持治疗恢复，回到骨科，可以下床了。紧接着，10 天以后再一次高热，全面的脏器损害又出现了，又一次从骨科转到了 ICU。然后我说，这个病人在目前症状的背后一定还有其他问题，最后终于诊断清楚了，骨穿一做发现是多发性骨髓瘤，在骨科做手术的时候避开了，没发现，这是少见病。所以，作为一个急诊科的医生，明确诊断至关重要。

无论老年人还是年轻人，如果出现烦躁不安的状态，千万不要简单说是抑郁焦虑状态，一定要注意其他的可能性，密切的监测生命体征等各方面。病人哼哼哈哈的，一定是病情危重的表现。千万不要在病人哼哈、烦躁的时候镇静，遇到这种情况经验不足的大夫就说打一支安定吧。过一会，疼痛、烦躁不安又来了，再打支安定，然后病人昏迷了，最后死了，怎么死的？脑出血。如此判断失误，就会导致病人死亡，慎戒！

5. 维持生命体征是急诊医师的核心任务

对于急诊大夫来说，在生命危急的情况下要先稳住生命体征，马上抢救病人，再去问病史、查体、化验。有一个病人来了以后，走路很好，没问题，大夫看了之后说去做CT、B超，病人当时在CT床上就猝死了，为什么？失血性休克。其实大夫应该立即摸摸肚子，量量血压，听听心率，血压正常，心率每分100多次，肚子不痛，但为什么很胀、很紧张呢？这种情况下应该先抢救，再去做检查。

还有一个多学科综合抢救的病人。有一个保安从二楼摔下去了，颅骨骨折、颧骨、下颌骨折、四肢骨折、肋骨骨折，这些都不一定要命。第一件事就是打开气道，因为呼吸道往外冒血，不打开气道就活不了了。气道一打开，氧合很好，再请会诊，骨科看骨折，外科看有没有肝、脾、肾破裂，如没有，过2个小时再来查，密切观察血压。因为骨头断了不死人，但是气道梗塞会死人的，要先抢救再会诊，急诊救命是第一位的。在急诊科，在抢救室值班的大夫，要把非常复杂的病人简单化，怎么简单化？救命，保留命以后才能治病，稳定生命体征是急诊科的第一件事。刚才讲了那么多，要记住六个字——"救命，打开气道"，打开气道是核心中的核心，不然的话其他都无法做到。

6. 急诊医师要善于使用"XX待查"的诊断

有个老先生，我值夜班时1点多钟来的，是一个频发的室早，病人很难受，我当时一看心电图，是室性早搏与T波融合，这种病人很容易出现室颤死亡，当时我就跟护士说，准备2毫克阿托品，如果我出去你看着，如果你出去我看着，因为病人随时可能会心跳骤停，除非早搏消失，大概20分钟以后，老先生室颤了，室颤了以后除颤，心跳恢复了，但是心率很慢，就把2毫克阿托品推进去。他问我你怎么知道他会心率慢的，我说他这种频发室早的发生，一定与窦房结有关系。后来稳定以后又用了大量参麦注射液，第二天送到急诊的观察室，开了一剂麻黄附子细辛汤，病人后来一直在门诊治疗。如果当时对这个病人没有判断清楚，可能就死了。

从诊断上来讲，一定是从重到轻，把致命的疾病放前面。腹痛的病人一定先考虑血管和内脏的破裂，如异位妊娠、肝脾破裂、胃穿孔、主动脉夹层、坏死性胰腺炎、肠系膜栓塞等。胸痛的病人要考虑心肌梗死、肺栓塞这类的疾病。头痛的病人一定要考虑颅内感染、脑疝。对病人一定要反复查看，在写病历的时候，对于诊断不清的，一定要写"腹痛原因待查""胸痛原因待查"。例如，一个头痛的病人来急诊看病，当时晚上做了个 CT，提示是蛛网膜下腔出血，大夫就按照蛛网膜下腔出血来处理，处理了 3 天病人越来越重，出现昏睡。那天我去查房，把 CT 片子拿过来看，是硬膜外血肿，通过穿刺引流，病人好转了，如果继续按蛛网膜下腔出血来治，第三天是要应用血管扩张剂的，用完以后血肯定越出越多，病人就会死亡。要善于用"××待查"，这没有什么问题。

7. 中医急诊学的发展离不开现代科学技术

对于中医急诊这个学科来讲，缺什么？缺技术！中医的技术是短缺的，虽然理论很丰富。近一百来年，我们面对新技术又不去用，说这是西医的技术，导致中医急诊学科的发展受限。

技术不分中医和西医，关键看你善于不善于用这个技术，善于不善于把这个技术变成你这个学科体系的内容。现代西医学的发展，实际上在细胞学的层面上已经很完善了。近几十年来，西医的发展就是现代科学技术的发展，西医做到了跟上技术的快速推进。而中医对于现代科学技术的思考引入不足，甚至是拒绝引入。我对"我们是铁杆的中医"这个事儿是有看法的，中医就是中医，没有铁杆不铁杆之分的，运用中医的理论去思考中医的问题就是中医，难道骑着马、穿长袍，就是中医？穿上唐装就是中医了？不是。这些都是表象。

孙思邈在他那个年代，把丝绸之路上运来的很多外来药，很多不是中药的药变成了中药，比如诃子、藏红花，用中医的理论来应用，这些都是在接受融入新的文明。引进先进的技术很重要的，技术要学会，救命的技术更要学会，并用中医的理论来思考、应用。

我们要坚信并非中医不能治急诊，而是大家对中医的理解认识还处于比较肤浅的阶段，要令中医的理念善于和现代技术沟通。比如我前面讲的呼吸机有非常强的回阳救逆的作用。那么使用呼吸机的时候如何围绕回阳救逆这样一个手段，把呼吸机早点脱下来，这就是中医的思维。血滤的人工肾跟犀角地黄丸差不多，凉血解毒，要进一步思考，血滤如何早期脱离。血滤并不一定能救命，急性肾功能损伤现代医学研究对于重症感染性损伤，死亡率仍占 70%。但如果中医积极参与，就可以降低病死率，使得血滤的次数减少。对急诊来讲，要增强诊断与鉴别诊断的能力，要经常设想一些病人，设想一些急救场景，进行诊断及鉴别诊断，当病人真来了的时候，你才能得心应手。来了一个重症病人以后，一定要先从中医的角度去思考，先想后思考再用药。

九、中医治疗急危重症的相关问答

1. 急救状态下关注的是正气

我们在急救的状态下，关注的是人的正气、人的元气，同时还要看到邪气，更重要的是邪气耗伤元气。以培元固本为核心，这是根本，邪气如果对正气、元气没有危害，就不用去管它，可集中精力去扶助正气。所以在这个阶段，我们给它一个病理命名叫虚实互存。正邪互相存在，二者之间可能有影响，也可能没有影响，有影响就以保存正气为核心，适当干预邪气，没有影响就可以不管它。王老爷子的病例核心在于，前期是元气暴脱，暴脱不固，导致气化功能没有了，水液代谢就出现损伤，所以摸着是厥逆、冰冷。在这种情况下如果必须把元气补回来，有的人有可能认为是寒凝，寒凝以散寒为主，可能治疗的重点是附子，用附子、干姜、天雄为核心，但是这种病人是以元气暴脱为核心，用人参为核心补气，元气来了，固入体内，像冰块似的厥逆，元气自然能把它化掉，这是我们要搞清的。故以人参补气为主，早期以红人参、黄芪为主，并用一点附子、干姜。

2. 寒邪凝滞与元气暴脱的区别

问："阴寒的寒邪凝滞和阳气不足临床上怎么区别？"

答：阳气不足不是一个病，寒凝往往是一个外感病，直中少阴、厥阴，实际上从病因上去区分，二者不一样，就像刚才我们说的"透"的问题，有的需要透，有的不需要透，要看病的性质、疾病的来源。像这种病人，他往往是元气暴脱，是一种内伤疾病而出现的问题，所以要针对元气暴脱，去固护元气。

问："您在临床使用生脉注射液和参附注射液泵入的时候，如何去协调那个平衡点？"

答：在 ICU 里用生脉、参附注射液仅仅能抵御住一天的补液量所损耗的人的阳气，只是起到这一点作用。因为大量输液的结果是补液而伤阳气，伤了阳气怎么办，这时要用生脉和参附注射液。所以我们看之前那个老爷子，胳膊整个肿得像气吹的一样，病快快的，就是因为没有气化功能。所以在危重状态下，不要考虑那么多，主要考虑的就是留气、补气，要是不把这个做好，考虑别的是没有用的。

问：阴寒的寒邪凝滞和内伤在临床上的症状怎么区别？

答：不是从症状去看，而是要去看这个病，去研究这个病，看这个病是哪来的。就如咱们今天看了一天的病，没有几个是外感病，都是内伤。在没有什么外感病人的情况下，我们很难用仲景的方子去治疗，在用的过程中一定要结合李东垣的方子，去调整治疗的理念。

3. 毛细血管渗漏综合征的认识

问："该病人当时的水肿在西医方面怎么考虑，是渗漏了还是低蛋白？"

答：毛细血管渗漏和低蛋白都有，是由综合性的因素引起的，所以早期益气温阳是防治渗漏综合征的核心点，你们将来在 ICU 可以去做。用益气温阳法治疗毛细血管渗漏综合征，起效的机理可能是对血管内皮功能的保护。

你们可以去查一查，独参汤没有剂量，历代文献很少有记载独参汤剂量的，没有说多少，就是一定要达到元气回、阳气回，厥脱得到改善，这是目的。所以，在《名医类案》《续名医类案》里，厥脱的病人都很轻，跟现在的病人比轻多了，至少给那些病人开独参汤，他们能自己都喝进去，现在 ICU 的病人有谁能喝进去？因此在对古方的使用上，师其方、师其法，但不能拘泥其量，因为古人可能没治过这个病，那时还没到这个程度就都死了。例如，现在 ICU 住的病人都是七八十岁，清末民国时期，六十岁花甲就是高寿了，现代人的平均寿命都到七八十岁了，那么这 20 年的病理生理学改变，对疾病的治疗、得病以后的改变的影响，没有人去研究过，也没人更多地去思考。我们中医怎么去研究这个问题？一定要按着中医的原理，按中医对疾病的认识的道理去分析、理解、认识、推导。用中医原理去推理病理变化而进行治疗，通过一例一例病人的治疗，才能理解。对于危重病状态，表里不重要，寒热也不重要，虚实至关重要。《景岳全书》这种明清时代对于危重症状态的研究著作，也提出虚实至关重要，因为虚实才是要人命的，寒热暂时要不了命，表里更要不了命。

4. 同是心衰、鼓胀，还需审因论治

问："您刚说的阴寒的状态，在临床上用四逆汤的干姜附子或者真武汤，不也是有效的吗？我觉得也应该管用啊！"

答：没什么效果。真武汤主要是针对心衰的病人，单纯的心功能不全、慢性心衰，真武汤是有效的，而这种元阳暴脱的情况下是没用的。我当时去广东会诊H7N9的病人，用天雄150克、附子300克，病人的厥脱改善，但是口鼻出血。后来我跟他们的院长说：你们诊断错了，他是脱证，不是厥阴寒凝、少阴寒凝证，你用那些中药可以临时起效，但是会出血，后来这个病人没救过来。早期回元气至关重要。李可有个学说很重要：破格救心汤。是治疗心衰的，他在灵石县治疗的心衰大部分是风心病，为二尖瓣狭窄导致的心衰，这种心衰属于饮证、痰饮，在急性发作期用真武汤是有效的，现在风心病很少了，现在的心衰主要是冠心病，这两个疾病来源不一样：风心病来源于外感，冠心病来源于内伤，所以思路不一样。冠心病心衰往往是气虚血瘀，风心病心衰是阳虚、饮停、饮聚，寒水射肺，用赵锡武赵先生的真武汤，合上治水三法：开鬼门、洁净府、去菀陈莝，有效，关键要看是什么病。

我们去研究古代专家、名老中医的经验的时候，一定要先看他治的是什么病，再去学，否则就学"坏"了、学歪了。最有名的事例是印会河印老，当时他在江苏治疗肝硬化非常得心应手，35岁就是江苏的四大名医了，进京在东直门医院当大内科主任，结果他在北京治疗肝硬化病人就没效，就觉得很奇怪。后来他发现，江苏的肝硬化都是血吸虫导致的，而北京这边都是乙肝，这两个病不是

一回事儿。后来他采用提壶揭盖、宣肺之法，弄了一个方子，后来他再也不说肝硬化好治了。虽然都是鼓胀、积聚，但是来源不一样，导致治疗方法截然不同。我们现在研究古代医家、名老中医的经验，一定要看他背后的病人群体是什么，再来思索他经验的使用范围。有可能我们传承的经验很好，病人却一个都没见过。所以对于老先生的东西我们一定要去细心认真地思考，然后再去发扬光大，否则无法创新。

5. 谈急危重症的核心病机

我们给危重病人的病机定为"正气虚于一时，邪气突盛而暴发"，这几个字当时我和姜老师至少思考了 1 个月。2000 年左右时我们在研究急诊的病机，姜老师说急诊的发生就几种情况：一个是突然正气没了，一个是突然邪气盛了，一个是突然正气没了邪气也盛了。这些都太难描述了，我们难为极了，天天回去看书，突然有一天姜老师说，你看能不能这么说，然后慢慢修改成为这几个字，并成为 1999 年第一版《中医急诊学》中医急诊整体的核心病机观点。以上的三种情况，我们也是随后逐渐去完善。

把握住虚实、正气与邪气之间的关系，是急救的一个关键点。我也用过张仲景承气汤的大黄驱邪，治疗大叶性肺炎，现在大叶性肺炎很少见了，这种邪气很盛的也没有了。再举个事例，咱们外科的宋主任宋老，突然得了脑膜炎，高热、神昏，住到了天坛医院 ICU，归王强管，王强对中医很感兴趣，跟着我学习了很长时间，我说你开个方子清热宣肺、凉血解毒，同时服用安宫牛黄丸，一天 3 丸。连用了 3 天，十颗安宫牛黄丸，老爷子第五天身子就轻松了，现在很好，什么事也没有。我认为安宫牛黄丸的组成核心不在于牛黄、犀角，而在于人参。在所谓的最有效的古方里，如安宫牛黄丸、牛黄清心丸，人参起到非常重要的作用，可以让正气恢复。对于危重症的变化，虚实的转变很重要。把握住了，少走弯路，把握不住，就走大弯路。

6. 从一则病例谈复杂内伤基础的重症救治

　　危重症是唯一可以治愈的病，其他的病不可能彻底治好，都是在平衡中寻找优良的生活质量。比如我的一位老病人，我当住院医师的时候就给他看病，一直到现在他快八十了，二十多年来他的病在变化，由原来的慢阻肺到后来出现冠心病、高血压、心衰等，中间又出现很多其他的病如带状疱疹。中医的辨证论治是一个大问题，我第一天给他看病和现在给他看病的方子对比一下，也在变化，为什么？40 多岁的 COPD 和 70 多岁的 COPD 截然不同，40 多岁他只有 COPD，到 70 多岁了他既有 COPD，又有冠心病、高血压、心衰，还有结肠癌。我们中医的核心点，是能够研究这些复合的疾病在一个人身上时辨证体系怎么去做。有一批这种病人，追溯 15 ～ 20 年时间，可能会在辨证的整体观、辨证论治的思路上有一个很好的认识。比如说一个糖尿病病人，他只有糖尿病，你可以给他辨证去治。来了第二个病人，他也是糖尿病，又有冠心病、高血压、肿瘤，你说这两个人能一样吗？你研究糖尿病的经验能在这个病人身上用吗？用不上。随着人年龄的增长，疾病在不停地变化，不是减少，是在增加。医生的职责就是保证疾病的平衡协调，你还照样能生活工作，生活质量还不错，这是一个医生治病最高的境界。现在的问题在于，很多老人，冠心病开了五个药，去内分泌科开了三个药，去骨伤科又开了四个药，一堆药摆在一起。这个时候我们作为医生，必须给他们做决策，如何去调整用药。所以，我认为专科医师很重要，更需要的是综合医师。你对各个专科都很精通，这样给病人用药才能达到少而精的境界。如果研究骨关节炎的病人，只研究骨关节炎，他没考虑病人可能还有冠心病、高血压、冠心病等其他病。这样做出的科研，只能发一篇文章，对病人、对学科、对医学不见得有太多的推动作用。医学很复杂，疾病很复杂，绝非单独的一项就可以研究明白。

7. 谈 ICU 与急诊的临床思维差异

　　ICU 的大夫，只关注他当下的状态是什么，生命体征如何，其病理生理学改变是什么，不太关注他的原发病是什么。所以中医大夫到了一定程度以后，看着看着突然忘了他是什么病了，这就是中医和西医看病的状态的不同。西医 ICU 和中医非常类似，急诊科和 ICU 的区别在哪？急诊科要快速诊断快速用药，把复杂的问题简单化，关键一点就是保命。ICU 是把简单的问题复杂化，心率每分钟多了 10 次，分析原因，例如很可能跟休克有关系，那又是什么类型的休克，是感染还是失血性休克？急诊是干练、快速处理的能力，在 ICU 锻炼的是你分析问题的缜密性。同样是救命的学科，在细节上还是很多不同点。来抢救间的病人，没别的事，先把命保住，不管它是什么病，然后再说下一步。当年我在协和医院进修，从涿州市转来一个患者，产后大出血，失血性休克，在当地医院做手术，把子宫切了还是出血不止、DIC。作为急诊科大夫，我唯一的职责就是维持她的生命体征，让各个专科会诊找原因去。最后找到原因了，切除子宫时把髂动脉夹闭了，导致下肢坏死。结扎子宫动脉的时候，把两个输尿管都结扎了，导致肾脏增大。都弄清楚了，上台做手术。上手术的前提，是急诊大夫得把血压治好，容量控制住。如果她的命支撑不住，还没上手术就死亡了，手术也没用了。所以说在急诊，你的核心点就是生命支持，为专科治疗创造最佳时机。

十、谈中医院 ICU 的发展思路

1. 危症的研究中西医都是空白

急危重症的病人血压多少合适？血红蛋白多少合适？血糖多少合适？心率多少合适？钾钠氯多少合适？ pH 值多少合适？不知道。危重症的病理生理学一定是一个空白。因为我们现在所学的都是正常人的和常见的、新的疾病的变化。过去危重病到了这个状态就死了。脓毒症里研究得最多的蛋白应该是多少（合适）？是补还是不补？血红蛋白应该是多少？是输血还是不输血？输到多少合适？白细胞是一万？八千？一万二？还是一万五？对于病人来说，多少是合适的状态？西医在这一块，也在探索。中医在这一块更没有研究，因为以前病人都死了。

2. ICU 临床思维与急诊有别

ICU 和急诊是有很大的区别的，前面我们讲过，在急诊科里面，病人来了以后，我们的目标是把一片混乱的危重的疾病状态通过救治达到保命的目的，这是急诊的核心。ICU 是把一个病人的病情变化细致的关注到，比如一个病人的心率现在比 1 个小时之前增加了 10 次，很简单为什么增加了 10 次，对我们有什么启示？必要的还要及时干预。再如微小的尿量，每小时小于 5 毫升都是正常的，如果少 10 毫升、少 50 毫升、少 20 毫升、少 30 毫升，原因是什么？这种出入量不平衡说明什么？所以说，ICU 是把简单问题复杂化，急诊科是把复杂问题简单化，二者在很多问题上是不同的。 ICU 更多的情况下是分析病人的刻下状态，当病人在 ICU 住了 3 天以上，你可能就忘了他的原发症是什么，你可能一直在寻求他的状态平衡，生命体征的平衡。治疗的目标是能够离开你治疗的支持，还能平衡，这是 ICU 所要做的。平衡了，命就保住了。命保住了，接下来的治疗就是康复，就是内科与外科的事了，专科的治疗与 ICU 有别。

所以 ICU 是一个各科疾病在极期阶段所必须的支持治疗。比如急性胆囊炎患者，紧急的手术一切，一引流，就这样一个手段，到底是扶正还是祛邪？手术方法起到什么样的作用？他的证候发生了什么样的演变？ICU 可以做到这些观察。如果能与外科大夫密切合作，术前观察一些状况，术后再来观察变化演变。就会发现，为什么有的病人做手术之前还很好，手术过程中如果顺利，也不差，术后到了 ICU，病人一下子就出现了巨大的变化。我们要研究各科室的用药特点、治疗方法。中医有很多病可做，西医也有很多病可做，对于重症医学这个学科来说，给我们留下来的空间非常大。ICU 技术越精湛，技术越强大，对于生命就可以找到更多的医学难点与证候演变。

3. ICU 的研究方向不能定位在专科疾病

通过以上这些研究过程，能够提炼出北京中医院 ICU 在哪些方面有长处。比如对脓毒症高热能不能拿下？中医的治疗特效是什么？怎么来做？对于休克的病人，不管什么样的休克，失血性休克、感染性休克还是什么样的休克，中医的治疗点是什么？休克的哪个状态我们能更好地去做？急性的 DIC 我们怎么去研究？在 ICU 里面病人一旦昏迷了，存活的可能性更加小，那么在 ICU 里面，对神昏的病人，我们又有什么样的手段和方法？对急性肾功能不全，怎么样把它扭转回来？所以，ICU 要根据病人总的状态，不同的情况去诊治，最终能找到我们要攻克的点。现在很多病人呼吸机脱不了，我们用中西医结合的办法把呼吸机给脱了。针对重度感染，我们也能够做些事情。所以，要逐渐把我们的长处和特点拿出来。因为这些是中医过去也没有办法的。《黄帝内经》也没有讲过，《伤寒论》也没有记过。

ICU 怎么研究呢？ICU 研究更多的是病人整体的状态，ICU 外伤的病人为多，那么可以研究"血脱"——失血性休克。我们感染的病人多，那么研究"气脱"和"阳脱"。研究高热，如脓毒症高热，实际上脓毒症高热是西医的事，我们中医如何认识呢？不管是细菌感染引起的脓毒症还是病毒感染引起的，它都是外感引起的高热。外感高热，我们要研究它的病证特点，要么是伤寒要么是温病，伤寒有六经辨证，温病有卫气营血辨证。

在座的要把西医的病理生理学学好，包括护士，都要学好。病理生理学是中医和西医疾病沟通的重要桥梁。因为病理改变是可见的，病理改变以后，通过研究人在这个过程中的改变，中医是这么看的，西医是那么看的，中西医有机地融合在病理生理学是可以实现的。

十一、谈传统细料类中药与毒性药的使用

中医治病是理、法、方、药，这四者要结合好。没有理，是无法长久的。今天我从细料与毒性药这个方面来讲。

1. 要敢用善用毒性药

毒性药因为有毒，大家都不爱用、不会用、不敢用。因为药品有毒，它的药效就大。如果没有经验的（大夫）去使用它，可能就会出现中毒甚至死亡，所以我们要擅于用药，用好药，敢用毒药、猛药，尤其在急症、重症方面，因为急症、重症需要你在瞬间扭转局势，若没有大药独挡，是不行的。

细料类药物，来源稀少、疗效卓著、价格昂贵、需要精细化管理的药物。比如参类药物、鹿茸、虫草、蛤蚧、血竭等。细料类太贵，1 克可能就要一两百，因此要加强管理，单独保存。再谈毒性药物，其实中药是药就有毒。当时神农尝百草，《神农本草经》的分类就是以毒性的大小进行分类的，有毒的是下品，毒小的是中品，没毒的是上品。对于有毒的药物使用不能过量，过量会出现问题的。所以要详尽的学些用药的规律，要对药物深入了解，而且要对药物的相关规定有所了解，这样才能保证药物使用的临床思维。

我们医院有很多著名的药膏，比如红纱条，这个外用药用的人越来越少。为什么？中医一些高精尖的技术都在流失，比如砒霜治疗血液病，中医不再用了，但是西医在用，西药在用。我们要好好了解一下，如何能更好地使用毒性药物。我们中医需要认真思考怎么去做。药品并不可怕，我们要掌握它的习性，就像用兵，要在兵都了解好了之后，去用。

我用毒药，就要思考毒药怎么去用，我记得我治了一个心包积液的病人，当

时这个病人喘憋不能平卧，后来我想这个病人没有穿刺前，我先用点儿中药看看，选用了苓桂术甘汤，有痰饮，因为没有大戟、甘遂、芫花，我用的是商陆，从 6 克开始一点点加到 20 克，病人出现血压升高、面红目赤、唇舌麻木，吃完这一剂，我知道商陆可能中毒了，我已经想到用何药解毒，用金银花、连翘、黄连这三味药，煎煮好一喝，再喝点醋，醋也可以解商陆之毒，可以很快把毒性解除，再用了 7 天的时间，该患者的心包积液没了。我想说的是，把毒性药用好了，可以解决一些临床上的非常问题。我从以下几个药物，结合我治疗的医案，给大家提供一些思考。

2. 人参的使用经验

人参是非常常用的贵重药物，是益气、固脱的第一药物，对于急诊，确实是保命的。《神农本草经》里也是记载了人参是保命的药。人参有很多的来源，这里就不细讲了。野山参现在越来越少了，一根就上百万，肯定不会用来救命用了，就放在那里作为标本，作为中医救命的一个象征了。栽培的人参叫园参，另外还有一种幼小的野山参移植到田间栽培的叫移山参。模仿野山参的药用价值。还有就是把它培养在山坡等野生环境生存，叫做林下参。这三种是培养的方式不同。另外，加工蒸晒炮制的叫红参，红参具有温阳的作用。鲜参直接晒成干的叫做白干参，经白糖焖至晒干的叫做白糖参。另外别的产地的朝鲜参、高丽参。这些名称我们需要弄清楚。

我在急诊、ICU 最常用红参和生晒参。红参，益气温阳固脱；生晒参，补元气固脱。在 ICU 的病人各种输液，这些液体进去之后需要气化这些阴津，而伤阳气。所以现在很多重症的感染、温病，已经很少出现卫气营血，因为大量的补液之后已经把病机给阻断了，反而出现伤阳气，而阳气被伤之后，很容易出现脱证，即气阳被脱的证候。在这个过程中，红参就是我最常用的药物。都知道独参汤这个方子，但独参汤是没有药物剂量记载的，有药量记载的也是说依照病情来定，直至元气复原。那么独参汤的剂量到底怎么掌握，只有你根据病人情况去摸索。

呼吸机就类似于人参和附子，回阳固脱。但是一旦上了呼吸机，怎么把它脱下去？我们也是有经验的。那么对于各种失血性休克，我们也要用人参来补，因为古人说无形之血不能速生，有形之气所当急固，因为那时候没有输血，如果输了血，再加上补气固脱，可以很短时间内把病人的出血情况稳定住。所以古人治疗一个大失血的病人，治疗半年到一年，为什么？因为血止住了，慢慢生血，还要恢复，用补脾补肾、归脾汤、人参养荣汤等慢慢把血红蛋白从8克、9克一点点儿恢复过来。但现在没必要了，可以借助中医的理念来做。对于一些晚期肿瘤的病人，血细胞三系降低，用人参也是很好的治疗。党参也可以替代，但党参在急救的情况下的效果跟人参是没法比的。

还有一个病人是多器官衰竭。因为溃疡性结肠炎，行全结肠切除腹部造瘘术后，术中失血，诱发感染，最后多器官衰竭，这个病人在经过补液输血、抗感染、呼吸机支持、床旁血滤后都没有很好的疗效，出现了严重的DIC，气血的功能就出现了问题。西医对血很关注，但并不重视气的概念。在给这个病人补血补液之后，全身的皮肤下出血，气管出血，尿道出血，四末不温，所以开的这个方子是以大剂量的人参为核心，三七活血养血兼有止血，然后还有大黄，因为感染的病人又多器官衰竭，瘀毒内闭，合上生甘草用了这四味药，中间还用到了黄芪、附子、补中益气汤之类，还用到了透脓散，治疗了58天，病人恢复得还挺好，原来什么样，现在还什么样。这个病人58天总共用了18千克的人参。黄芪是用了800克。附子用了900多克。大黄用了900多克。可以看出，是以益气温阳固脱，然后解毒通腑为核心点的。这个脱证，在发展过程中出现了黄疸、关格、ARDS喘脱，我按照中医的原理，以回阳固脱为核心，在不同的时间用通腑、活血解毒进行了有效的治疗。

另外一个病例是膀胱癌尿血不止，每天要输4～6单位血，血红蛋白维持在6克左右。B超发现膀胱里出了凝血块，用冰盐水冲的过程中就是这个通道血不止。我说干脆用点中药吧，益气摄血，补元气才能摄血，补元气才能活血，以红参为主，加仙鹤草收敛止血，加炮姜温中止血，三七养血活血止血。然后加上甘草，人参和甘草为参草汤，是成都中医药大学用于治疗消化道出血的，我把这个思路拿过来，原方是甘草大于人参的剂量，我是人参大于甘草的剂量，因为气是血之帅，气摄血。病人吃了 7 天，整个尿道不出血了，再做 B 超，膀胱里的大凝血块都没有了，所以也是通过补血摄血把血止住了。从这个治疗来看，用的主要是补气摄血思路，气行血行。

再讲一个多脏器衰竭病例，心功能不全，贫血，重度感染，用呼吸机支持，那么在这种情况下用了一个方子，为了把呼吸机撤掉，用的是补中益气汤合理阴煎，补中益气汤是李东垣的，理阴煎是张景岳的，两个都是治疗中阳不足，气虚下陷，因为该病人就是呼吸下陷，阳气脱的症状，再合上参附汤，3 天后病人的状态明显好转。为什么用人参用红人参，又有附子，后来又加了红参和西洋参？老先生四肢冰冷，手感觉就像毛巾包的冰块，从里面往外透着凉，这就要参附重用，才能把阳气给透出来。

3. 羚羊角的使用经验

关于羚羊角，有一句话：羚羊清肺肝。主要是指羚羊角清热解毒，对于羚羊角的全部来源我们要知道。羚羊角清热解毒，张锡纯《医学衷中参西录》把羚羊角和石膏一起比较，石膏没有解毒之性，但是羚羊角有解毒之性，清、透。张先生有时候用大剂量的石膏来代替羚羊角，但羚羊角往往在高热时要用，肢体抽动时要用。临床上我们还用于凉血解毒，用于急性带状疱疹，用于各种出血，眼底出血，也很有效。

第一个病例是一个红斑狼疮伴有血小板降低病人，找我看病的时候是因为牙龈口腔的大量血疱，2 个礼拜在三家大医院先后给查血小板都是 0，查不出原因来。要给她进行激素疗法，肌注环磷酰胺，因为她怕对身体有影响，所以想中药调理。到我这来时，舌红绛，舌苔黄，舌体裂纹，脉沉细数。这是热毒瘀闭在血分当中，用犀角地黄，没有犀角，用水牛角、羚羊角、玳瑁，三者代替犀角的这个功能，差不多，应该说三者能够把犀角的作用全部涵盖。然后重用忍冬藤，既清凉解毒还透热，加了个仙鹤草、白茅根，这两味药各用 120 克，先用水熬，熬完的这个汤再用来熬其他的药物。又加了 30 克的升麻，是取升麻鳖甲汤之意，这是张仲景用来治疗阴阳毒的一个方子，开了 7 剂，叮嘱她休息，别动，别撞着，别脑出血了。吃完第一剂大便排了 3～4 次，然后又是每天排 1～2 次，7天后再来看病的时候，口腔、牙龈的血块全部吸收已经没了，下肢的紫斑也就没有了，查血小板 10 万，这也是我感到很纠结的一件事，7 天血小板从 0 到 10 万，怎么会这么快，这中间是什么机制？除了这个病人之外，在 ICU 里我们见到很多急重症的 DIC 早期血小板减少状态下，这时候用凉血解毒、补气活血的药物之后，血小板马上起来了。血小板是怎么产生的，怎么会这么快？对于这个我没有做过研究。但是就这个病人后来一直在门诊治疗，就按照这个思路，血小板一直维持在 10 万多，还不错。

第二个病例是个带状疱疹的患者，病人本身是肺间质病患者，由于我在呼吸科出门诊，肺间质病的比较多，病人在肺间质病的过程中，春天突然腿上出现带状疱疹，非常厉害。水疱红，剧痛，用了五神汤。前几味药，金银花、紫花地丁、车前子、牛膝是陈士铎《辨证录》里的方子，治疗疮疡肿毒。对于血热证用五神汤力量比较弱，因此加了玳瑁、紫草、羚羊角、水牛角，这样比较稳，让他吃完 7 剂药再过来调整。五神汤这个方子对于组织间隙的痈毒、疮疡确实有效，我用五神汤治疗皮肤伴发的湿疹，也有若干例。但是金银花一定要用到 120 克，因为陈老先生用这个方子是 4 两、8 两、1 斤 2 两，根据病人的具体情况选择。陈老的思想值得而我们去思考，他既有张仲景的思想又有傅青主的理念这些思路对于我们应该有很好的引领作用。病人吃了药每日泻 3 次，3 剂之后不泄了，整个疱疹不疼了，开始结痂、脱屑，吃完 7 剂药之后疱疹好了。

第三个病例是个眼底出血。病人有糖尿病，脑梗死，眼底出血，先后小脑梗死、脑干梗死 4 次，反复住院 20 多年，但是都没有倒下，后来眼底出血，视物不清，我还是凉血解毒的方法，用羚羊角、生玳瑁，就用犀角地黄汤加了三七、仙鹤草，5 剂药后感觉好转，由原来的视物不清后来慢慢看清了，出血吸收了，后来吃了 10 剂药。但这种病人往往血管经常破裂，只要发作了他就来找我，或者不找我直接就用那个方子抓药吃。在这种情况下用中药还是很有效的。

4. 麝香的使用经验

麝香是一味很好的药，醒脑开窍，止痛。在治疗恶性肿瘤过程当中，在座的各位专家都应该有体会，尤其是对癌病疼痛，外用的情况下很有效，当然我们在急救的情况下这种往往用于神昏的，昏迷的病人。

我在临床也常用王清任的通窍活血汤，通窍全凭好麝香。没有麝香怎么办，用辛散走窜的药物替代，如白芥子，也起到一定的作用，但是没麝香那么好。载于《古今医案》中的一则医案记载，通过麝香、开窍和吐的方法，应用于一个中风病人，然后用小续命汤加麻黄来治。这里想说的是对于目前中风病人，我们应该审视一下续命汤、小续命汤，对于续命汤的研究我们应该思考，不能被西医的诊疗理念牵着。我们要研究一些古人的东西，小续命汤的方子我不太理解，但很有意思，小续命汤是麻杏石甘汤化裁而来，从小续命汤、大续命汤、《古今录验》续命汤、侯氏黑散到风引汤值得作为脑病方面的专家去研究，在临床就应该不停地对这些方子去研究。后世的，包括叶天士，张锡纯镇肝熄风汤、建瓴汤，那是另外的一种路。治的不是一个病，适应的病、证也都不同。

5. 雄黄的使用经验

雄黄善解毒，外敷治疗蛇串疮，效果不错。我在临床感觉，它是解毒蚀疮的良品，我一般都是内服，外用很少，《神农本草经》说其"杀精微恶鬼邪气，百虫毒"。我的理解是此药对于微生物、寄生物的治疗实际上是很好的，古代所有的防疫的方子里面都有雄黄这一味药，但是也有其他药物，例如《千金方》中，大概有8个防疫方子中的药物有虎头、虎骨、虎牙、虎齿，后来我一想，这是因为传染病为突然发生，找不到细菌，找不到病毒，不知道什么原因，中医讲是鬼怪之物所致，而老虎为百兽之王。实际上这个方子，雄黄在里面起了作用，所以我们要灵活理解古方。雄黄不溶于水，但溶于酒精，所以用二锅头泡完以后外用止痛效果很不错。但是张仲景的升麻鳖甲汤是水煎的，不知道为什么，我也查过文献，没查出来，到底是什么在起作用不知道。

还有颠倒散治疗粉刺，这个药有时候我琢磨对于头痛的病人有效。例如有一个红皮型银屑病病人，很重，全身红色皮疹，当时我是认为是阳毒，按升麻鳖甲汤原方不动治疗。用升麻 25 克，雄黄 6 克。6 克雄黄确实有点可怕，咱们药典剂量是 0.01 克，当时还问主任说能不能开，因为他知道我对这个药有想法，说可以开了。就先给病人服了 7 剂，7 剂之后红皮基本消退，第二次开时去雄黄又服了 7 剂，总共 14 剂，后全好了，没有明显的复发。

还有一个病例是带状疱疹。前面讲到的那个是刚发病就来的，这个是发病十多天后来的，有点晚。看他当时热毒的情况不太明显，就是气虚、络脉瘀阻的情况，给开的方子是黄芪赤风汤，这是王清任的方子，还合用了止痉散，止痉散是活血通络，加了瓜蒌、全虫、川乌，川乌温通止痛，瓜蒌和红花是民间治疗带状疱疹的对药。本想用雄黄外敷，可是没有雄黄，就用了六神丸，因六神丸有雄黄，外敷止痛，用了 14 剂药以后疼痛大部分缓解。但是，一般对于带状疱疹没有经过正规治疗，10 天以后很容易落下后遗症。

再讲一个我的老病人。她是肾癌术后，在这期间一直是六味地黄丸和补中益气汤交替吃，一直都挺好的，后来突然出现耳鸣，视物模糊。一检查，发现脑子有转移，有很大一块，那么我给的方子是补中益气汤合附子理中丸来扶正气为主，大黄 80 克、硫黄 16 克、雄黄 16 克，装胶囊让她吃。这一剂药吃了 3 个多月以后，病人耳鸣、视物模糊的症状基本上改善，吃完就再吃。再来看病就是益气聪明汤加减，之后就是几个月来一趟，到现在病人脑子里没有明显的变化，还可以很好的走路干啥的，整体还不错。

6. 附子的使用经验

附子这味药，有毒，能回阳，同时治疗风寒湿导致的各种疼痛。使用中咱们用的是炮附子，我一直认为张仲景在四逆汤中使用的生附子就是鲜附子，因为张仲景是南阳人，在河南南阳说的鲜就是生，鲜附子拍成一半，干附子怎么拍成一半？干附子砸也砸不烂，切成一半也行，我至今也没有用过鲜附子，所以也不敢说。当然生附子是经过盐浸泡晾干以后就叫生附子、黑附子。

附子回阳救逆的作用对于顽固性心衰患者的喘、咳也很有效。有个病人我治疗了20多年。是COPD，冠心病，高血压，虽然说这个病人从我刚开始当大大夫就给治到现在。研究给他用过的方子，早期用大量的麻黄、瓜蒌、薤白，随着病人年龄增大以后病症越来越多，有了冠心病了，这方子就逐渐转变为益气、温阳、潜镇的方法来治疗，就用到了附子。附子、灵磁石、枣仁这三味药是上海的祝老治疗感染性心衰常用的，我拿过来给这个病人用，除此之外，这个病人用的是补中益气汤，以益气固脱为底方，使病人的心脏维持在很好的状态，这么多年他能骑自行车，还能买买菜做做饭。

另一个病例是脊髓空洞，是一个难治病，她是一个大动脉炎，发热来找我看的病，把她治的热退了，不疼了，维持在很好的状态，突然出现肩背痛，最后经检查诊断是个脊髓空洞，治疗主要以益气回阳，用到附子，川草乌。用这么个路子来止痛。经过2个月的过程中疼痛逐渐减轻。后来换季的时候找我来看病，我感觉这两天快来找我了，换季的时候过来吃周药，就好了。尤其是秋冬换季。这两三年来用方主要是术附汤、桂枝加附子汤，附子最大给用到了60～90克，一般是15～30克。

这是个尿毒症的患者，老太太做腹膜透析，每天往肚子里灌凉水，灌得患者中焦的阳气没有了，腹胀，下坠，吃饭吃不了，下肢浮肿，这都是灌的，我选用的温脾汤加理中丸和苓桂术甘汤这么一个思路，经过这样4～5天的治疗病人的腹部症状开始减少，肌酐也处于稳定的状态，所以用好这个附子来温阳是我们用来改善症状的核心点。

7. 马钱子的使用经验

对于马钱子，它也是毒药，用好之后通络散结止痛，用不好发生毒副反应，用的量小不起作用。对于马钱子的炮制有很多种方法，张锡纯在《医学衷中参西录》中里面介绍有油炸的。对于马钱子，张锡纯先生也有很好的治疗经验。对于消化不良的尤其是我感觉现在的糖尿病胃轻瘫的可能有不少的作用。

龙马自来丹是我用于一个重症肌无力的患者，眼肌型，眼睛睁不开，用补中益气汤合龙马自来丹。补中益气汤是李东垣的，龙马自来丹是王清任的治疗痿证的方子。实际上就是马钱子和地龙，马钱子从 0.6 克开始加到 0.9 克，病人大概吃了 4 个月后，两个眼界基本正常。

强直性脊柱炎，主要是以脊柱、肩颈疼痛为主，用的是一个阳和汤为核心加附子理中丸，止痛用马钱子 0.1 克开始加到 0.3 克，止痛不错。这个病人也是 2～3 个月来我这里看一次。天一凉了就来，吃几剂药不疼了就好了，适应了天气也就好了。如果再疼了再吃几剂药就好了。

还有一对肌营养不良的兄弟，20 几岁，肌酶非常非常的高，治疗思路就是使用益气解毒的方法，黄芪加苍术益气解毒，加马钱子，另外长期吃的是龟鹿二仙膏，两个方子，吃了 1 年多，病情稳定，没有再发展，走路至少还是有点力，实验室检查肌酶有所减轻。但是马钱子从小剂量到大剂量使用，中病即止。

我临床上用的有毒的药物与临床结合起来，与大家进行探讨，今天主要说理和法，用药一定要和理法联系到一起。

十二、谈赵炳南先生全虫方的应用体会

　　刚才看了咱们赵老的宣传片子，我非常感动，我来咱们中医医院近三年，都是咱赵老的精神指导下，来做我的管理，来做我的业务。我不是搞皮肤病的，是搞急救的，偏重于肺一方面，也偶尔思考一些关于皮肤病的问题。也读一些赵老的书，最早接触赵老的一本书是《赵炳南临床经验集》，上大学的时候看的这本书，一直到后来工作一直研究这本书，因为这本书里面有很多治疗急性感染性疾病的经验，有处方，有医案，有药膏的具体功用。这些方治疗的多是细菌感染的疾病，过去没有抗生素，或者很少有抗生素，中医利用这些办法，把这些病治好。中医对细菌性感染的治疗是有很好的疗效的。在这里我也受到了很大的启发，在治疗急性细菌感染相关的疾病中，从赵老这里吸收不少经验。

1. 全虫方与麻黄方、荆防方的区别

　　我一直在看赵老的方子，前两天次我也和同道说起赵老的麻黄方（麻黄、杏仁、干姜皮、浮萍、白鲜皮、陈皮、牡丹皮、白僵蚕、丹参）、荆防方（荆芥穗、防风、僵蚕、金银花、牛蒡子、牡丹皮、紫背浮萍、干生地、薄荷、黄芩、蝉蜕、生甘草）、全虫方（全虫、皂刺、猪牙皂角、刺蒺藜、槐花、威灵仙、苦参、白藓皮、黄柏）。这三首方子是赵老治疗皮肤病的经验方，这三首方子各有特色，各有优势，而且独具匠心，体现了一代大师的智慧。全虫方我一直在看，早年不是很懂，后来明白了一些。在临床中，偶尔一些急诊的病，呼吸道相关疾病，兼有皮肤的表现，用完以后，呼吸的病好转了，皮肤的病也改善了。我感觉里面有很多相同的地方。从中医临床来看，实际上是两大类疾病，一个是外感，一个是内伤。咱们皮肤科大部分是外感，感染性疾病也是外感，免疫相关性疾病也有部

分外感，当然也有内伤基础上出现外感。全虫方是治疗外感疾病，治疗因为风湿导致的皮肤疾病外感的大法，这里面也蕴含着治疗内伤疾病的一些经验。它和麻黄方和荆防方不同。全虫方是赵老疏风解表止痒的三个代表方之一，风寒的是麻黄方，风热的是荆防方，如果是因为风湿导致的疾病，往往病程缠绵，久治不愈是全虫方。因为湿在中医来说，其性黏腻，重则难以去除。外感而来的也应该从外感方去做，这三个方子，含有治疗外感的共性，因为有寒和热的不同，就有病机的不同点，风寒和风热，在感冒和发热、皮肤病还有些区别。

赵老研究了它们的异同，在表仍然有气和血的概念，在表证中入了血了，对在皮肤病的发生就起到了很大的作用。赵老在这些方面，都传承了中医的经典理论，比如说植入了伤寒和温病的治疗原则，麻黄方是仿照了仲景的麻黄汤，同时参照了温病里的营血的机制，这个方子具有辛温开表和凉血散风止痒的作用。荆防方是模仿了温病学家吴鞠通银翘散，为辛凉解表的思路，又参合了荆防败毒散，双方揉和以后形成了荆防方的特点。从赵老那一代名家经验来看，治湿是我们北京中医医院治疗疾病一个重要的方面，赵老是从湿论治皮肤病。

2. 全虫方组方思路的解析

我们在内科学里知道李东垣，他也治湿，不过治内生的湿，胃的湿。湿不同于寒和热，寒和热和风一结合之后，麻黄方、荆防方，发的快，消退的也快。湿不同于寒和热，湿性黏滞，湿过盛往往伤及阳明和太阴，寒和热往往在太阳，伤了阳明和太阴之后，风和湿作为一个合邪来致病，就会有反复发作的特点。这三个方子都治表证，都是走表的，麻黄方和荆防方，病邪轻浅，病往往不重，病程短，病来得急，去得也快，治的也快，所以我们会对患者说，你这个病几剂药就解决问题了，非常容易治好。发病在太阳，发病在皮肤，肺主皮毛，在皮肤。全虫方，相对比较重，病情较深，表证分气和血，病程长，还反复发热，因为病位在阳明和太阴，在肌腠，从肌肤到皮；麻黄方在皮肤。从这三个方子我们可以看出，它们各有特点，代表三种不同的治病特点。

在临床过程中，我们可以根据病人的情况，根据疾病的情况，合理的选用其中一个方子。那么对于全虫方，我认真查看了，应该说赵老吸收了王孟英的湿温治疗方法。湿温病非常难治，不管是吴鞠通还是叶天士，湿温谈了一点，但是谈得不透，王孟英谈湿温谈得最多，在湿温里面用得最多的方法是淡渗和辛散药物，湿温致病，治疗抽搐的药物用威灵仙，调整一下散风的药物去治的。对于一个风湿早期的皮肤病，病在皮肤肌腠之间，病情反复，赵老往往用治疗湿温的方法，散风化湿，搜剔经络，而用一些简单的草本的药物是不能达到疗效的，必须用虫类药。全虫是整个方子的特色药物，起到搜剔经络的作用。

从这三个方子解表散风、疏风止痒的作用来看，赵老师古不泥古，每个方子都有它的渊源，在中医传承的基础上又有发扬创新。我们现在很多情况下，传承的不多，发扬的太多了。传承没有做好，结果无限的发扬，而导致整个中医的学术出现了假繁荣，这是非常可怕的。从赵老的行医生涯中，我们看到一定要有传承，赵老不仅在皮外科经验丰富，也是以内科学的知识为基础的。

十三、浅谈对续命汤的认识

今天谈谈古今录验续命汤、大续命汤、小续命汤、西州续命汤。

1. 续命汤系列方是从六经论治中风

这几个方子来源不一样，以古今录验续命汤来的最早，《录验》是一本书，已经失传找不到了，这是最早的续命汤，续命汤是治疗中风病的关键。录验续命汤是治疗中风病的核心方子，主要是针对太阳，李东垣以续命汤为核心治疗中风病，是按六经来辨治，西州续命汤和录验续命汤差不多，都是来源于太阳的，出现少阴病了，要合用麻黄附子细辛汤。这个方子加减有很多种，有少阴病、太阴病、厥阴病的。核心是散风通络，录验续命汤是麻杏石甘汤的加减，麻杏石甘汤是治疗太阳病喘、汗，以喘为主，再加上发热，发热可轻可重。麻杏石甘汤治疗中风，也就对于中风病有了新的理解，这个方子里既有人参又有干姜，也就是说对于中风病既有太阳病瘀热，又有元阳不足，这几个方子的加入，对于中风病的认识发生了深刻的变化。里面用了川芎和当归，是活血通络、散风的意思，治疗风，要"治风先治血"。中风病表现出的一些兼症不同还要合方加减，兼有三阴证的时候要在不同时候加附子、细辛。如果在阳明经，阳明腑实证的患者，会合承气汤。如果病人太阳病表现特别明显，以伤寒为表现的，加重麻黄用量，以中风为表现的，加重桂枝用量，要根据病人的情况变化应用，续命汤的后续变化无穷。

2. 后世医家对于中风的认识存在偏差

后来为什么没人再用这个方子了？因为大家对于中风病病机的认识出现了问

题，中风病的认识从张景岳开始，就分为类中和真中，到了叶天士也变了，叶天士认为中风病是一种真阴的不足，到张锡纯，由最初的元阳不足，使瘀阻于络脉，表现出一种络脉的不通畅。中风是一个内因的病，表现出来外风的症状，像太阳病，像阳明病，像少阴病，像厥阴病，但是张仲景的太阴少阴病是由于外邪直中引起的，而中风病是由于内因，所以说人参、干姜、当归、川芎在唐宋以前中风病的治疗中始终占有核心的地位。后来对于中风病的认识出现偏差，近代对中风的治疗更出了问题，镇肝熄风汤也好，养阴也好，是中风的另外一面，不是中风的本质，近代看到的很多中风，更不是中风的本质。名医所看的中风病，比较重的，要么早死了，要么就是久医无效而寻诊，在这个过程中中风发生了变化，要么是急性期过了，要么是并发了别的疾病，比如并发了肺炎，痰热阻肺，痰热与中风没关系，但是来就诊时表现的是这个症状，所以治疗是针对痰热，痰热与中风有关系吗？它可以加重中风，但是它不是中风，所以说在中风的治疗里，续命汤类的方子抓住了中风病的核心病机。

现在我们治疗中风的核心是什么？是抓住了病机的变化，并非针对中风的根本。对于中风病历史的变迁，实际上是病机的变化，应该说近代清以后的名医名家，所看到的中风的问题，不是中风的核心问题，是中风的一些并发症、变证，因此对于中风的治疗就越走越差。说中风是元气不足，用人参、干姜、当归，很多近代的名医名家是不认可的。现在治疗的思路是：比如说阴虚阳亢，跟现在的高血压很像，高血压引起脑血栓、脑出血。脑血栓的核心病机是因为血凝了，血栓闭了，紧接着脑组织出现缺血缺氧，再接着坏死，再接着会水肿，水肿以后颅压会高，颅压高症状就是头痛、面红、呕吐、肢体强直，好像是肝风内动，这些是因为脑水肿引起的问题，与脑血栓没关系。要是前期把脑血栓的供血改善了，后面的这些症状就没有了，或者就很轻了。脑出血的核心病机是血管破了，出现了血溢出来压迫脑组织，脑组织一旦受压迫，发生缺血缺氧，坏死水肿，再加上这一块血出来以后，颅压会增高，会出现高颅压综合征。从西医来看，脑血栓是一个病，脑出血是一个病，然后会并发高颅压综合征。咱们中医把高颅压综合征当成了脑血栓，脑出血，古人对这个病的认识是非常深刻的，但是随着现代医学的发展，对中医的认识越来越偏。

3. 中风 72 小时内无痰可谈

王院士研究的化痰通腑，用星蒌承气汤，实际上是中风病合并肺炎。脑血栓合并肺炎西医是要治肺炎的，肺炎要用抗生素，但是中风病还得治，咱们现在是光治肺炎，不治中风了，是不是就出问题了？这种情况并不是中风加重了，而是出现了并病。张仲景在《伤寒论》里所说的并病与合病，应该是两者都要治。

几个续命汤的变化实际上是依照着热、毒瘀闭以后，瘀闭到不同的经络，出现口舌歪斜，偏瘫，除了这之外，它还表现出以太阳经为主的、以阳明病为主的、以三阴经为主的症状。李东垣在这基础上，是用六经来论治中风的，因为他看的是中风病刚发病的，我最早写的一篇文章谈到"中风急性期无痰可谈"。如果在急性期，72 小时以内，把腑气通开了，气机打开了，根本不可能有痰，痰往往是在 72 小时以后，气机的升清降浊没有打开，络脉没有调畅，那么痰自然就产生了，痰闭以后会加重中风病，我们老是关注痰火，而忽略了对中风病本质的把握。在 20 世纪 90 年代时，续命汤很多人都不敢用，我一用续命汤都有很大意见，我就把这方子变了，变成散风通络，以豨莶草、威灵仙、羌活为方子来治疗中风病。大家感觉不是桂枝麻黄了，就不害怕了，其实桂枝麻黄在这里面起的作用非常好，你们可以看一看李东垣的用药，就会逐渐对中风病有一个很深的了解。

我认为，中风病急性期，早期通腑，腑气一通，即可应用续命汤。

十四、谈《医林改错》的各类逐瘀汤

王清任核心的是三逐瘀汤：血府逐瘀汤、膈下逐瘀汤、通窍活血汤。王清任在治疗疾病的过程中，这三个方子是他主要的思路。

1. 通窍活血汤

血瘀证郁于肌表、肌肤，在表里气机不通畅的情况下，他往往用通窍活血汤更多一些，表现为胸膈以上和肌腠之间的一些症状，比如说头痛、脱发、紫癜风，类似于现在的紫癜，通窍活血汤是表里通经第一方。这是王清任对他这个方子的认识。王清任最大的贡献就是对于血瘀这个病机的系统而规范的认识，把血瘀所导致的疾病做了很全面的论述。

2. 血府逐瘀汤

血府逐瘀汤是第二个方子，指的是胸膈血瘀证，他通过解剖发现很多死的人都是胸腔充满了血，原因是什么呢？是砍头之后，血喷出来，但是呼吸尚未停止，血就进入肺里面，他解剖这些人的时候发现肺里有血，他认为人死了是血瘀于血府导致的。麻疹流行的时候，麻疹死了好多孩子，他去解剖孩子的时候，发现心脏里面，大血管里面都是血，他认为血府瘀血是导致各种胸膈以上疾病的根本原因，也是死亡的主要原因。血府逐瘀汤是针对胸膈以上的疾病。我对血府逐瘀汤的看法，它实际上是调理肝脾的重要方子，肝脾失调有很多变化。逍遥散也是调理肝脾，它是脾失于健运，脾不运化，湿邪内停，脾虚湿困，肝的升降功能失调这么一个思路。而血府逐瘀汤是针对肝的升、脾的降功能失调之后，气血的运行障碍而出现的一系列气血不调的症状。血府逐瘀汤很容易让大家理解成一种理气活血的方子，不能从药上来看它理气活血，其实它是调肝理脾，这是核心点。在血府逐瘀汤治疗过程中，一部分病人吃完以后会腹泻，会暴泻，有的病人吃上1剂第一天可以水泄10次以上，接着吃，可能泄5～6次，再接着吃，可能减3～4次，慢慢3～4剂以后，腹泻就正常了，症状也逐渐缓解了。这是血府逐瘀汤的思路，不能单纯理解成理气活血治疗气滞血瘀的方子。血府逐瘀汤在王清任的记载里治20多种病，都与气血相关，比如失眠、头痛、心悸，且都集中在胸膈以上。

3. 膈下逐瘀汤

膈下逐瘀汤也是王清任进行解剖时发现肚子里有血，他认为膈下瘀血是导致疾病的核心原因。膈下逐瘀汤除了活血之外，它有一定的温化湿浊的作用，主要是用于腹腔的血瘀证。

4. 少腹逐瘀汤

少腹逐瘀汤是王清任治疗妇科病的第一方，这个方子是他从温经汤的思路变化而来。在他的记载里，妇科病重点是治疗不孕症的，对不孕症的治疗，采用少腹逐瘀汤和血府逐瘀汤以及相互配合的治疗。因为妇科疾病，血虚、血瘀、寒湿是核心病机，少腹逐瘀汤基本把这几个病机都涵盖进去了。

5. 身痛逐瘀汤

身痛逐瘀汤是王清任对于人感受风寒湿以后，对于痹证的一种治疗。痹证主要是风寒湿，热在这里面起的作用不是很大，主要是散风除湿、温通活络的方子。如果夹有湿热，只是在这个方子的基础上加上知母和黄柏，只有这两个药。虚象明显，加上黄芪。核心的药物仍然是羌活、秦艽，还有血瘀用当归、川芎、赤芍、桃仁，还用了地龙、牛膝、香附。对于身痛逐瘀汤，由瘀血引起的疼痛，止痛的药物是五灵脂、没药、桃仁、红花。在临床使用过程中也可以只选择

1～2味，比如乳香、没药，有一种特殊的香味，有人不耐这个香，闻见就吐，可以去掉。

6. 补阳还五汤

以上应该说是王清任的《医林改错》的主要内容。另外就是治疗中风病的有补阳还五汤。还有霍乱等相关的一些疾病。这几个方子如果用好了以后，疗效跟他讲的一样神奇，用不好就没有任何效果。

读王清任的书要把全本书通读一遍，通读完以后对他的理论有了认识，对他的方子才有理解，他的方子不可用现代的中药药效来分析解释。方子原本的原意很重要，比如张仲景的桂枝去桂，把桂枝汤去桂了，还叫桂枝汤系列，说明这个变化，是由太阳中风演变而来，桂枝去芍药还是桂枝汤。我们对于古人的方子不能随便按照自己的思路、按照自己现有的一些中药的知识去理解。读书一定要读透，把他本人对于疾病的认识弄明白以后，我们再来读药、读方、读证才能贯通一气。如唐容川的《血证论》也很难读，因为要想读懂它的话，必须得把第一篇的《水火气血阴阳论》读明白，因为他对血瘀证、血证的认识有自己的见解。有人说王清任没有理论，实际上王清任的理论很充足，他有他自己的一套理论体系，与《黄帝内经》的理论体系也不一样，他是基于他的解剖学知识上去做的一种推论，这种推论用现代的解剖学也解释不通，在他这种理论指导之下诊断治疗疾病是有效的，脱离他的理论体系就没有效果，除非你对这个方子有了更加深入的理解，这就是中医的创新点。

十五、糖尿病的中医认识

1. 糖尿病早期是内伤基础上的郁热

将舌头转化为诊断学所描述的舌象，从舌象就可以把握这个疾病的核心病机，舌体偏瘦一些，舌质是红的，有一种红色往外逼，里面又透着暗，在舌面上有一种腐腻的苔，这类人吃得多、想吃、饿得快，说明这里面有一种郁热在里面，郁热耗气耗血伤津，这是糖尿病的核心病机。应激高血糖也是这个原理，郁热在里面暗耗气血，尤其是早期刚发现的病人，郁热非常明显，对于这种郁热，单纯的清热解毒解决不了，反而会伤脾胃，这种郁热是在内伤基础上出现的郁热，这种郁热要用"达"的方法，热郁达之，用升散的方法来治疗。补脾胃升清阳泻阴火应该说在糖尿病期间是一个非常好的治疗思路。郁热在里面，伤脾耗气，湿气开始堆积。李东垣的补脾胃升清阳泻阴火里面用了苍术，他没用白术，因就是湿浊，不需要白术。当然舌体如果再瘦，舌质再红，苔再少了，就是白虎加人参汤了，因为这种郁热还不是外感的，是内伤的，最好在白虎加人参汤里面加点桂枝，防止耗气伤阳。

2. 糖尿病中晚期以阳气受损为主

如果糖尿病病人一开始用了降糖药，用了长期的胰岛素，超过了3年以上，他的舌体就逐渐开始发胖，舌质逐渐变嫩，变淡，变暗，舌苔变成水滑苔，阳气不足，气化功能不利的状态就要来了。一个是这个疾病本身可以转变，第二是西药降糖药的所有药物都促使他快速的转化到这种状态来，那么这种情况下，金匮肾气丸就要考虑使用了。糖尿病到了中后阶段，有5年以上的病程，要考虑金匮肾气丸的使用，金匮肾气丸是糖尿病根上的适应证，因为糖尿病本身与先天的阳气不足是有关系的，只不过在郁热的阶段没有表现出来。要考虑热的产生是哪来的，这个郁热是哪来的。实际上是先有的阳气不足，阳气不足来源于先天，根本看不出来，先天阳气不足以后，就存在小环境的气化功能不利，气化功能不利就会郁而化火、化热，这是糖尿病病人的体质。

糖尿病绝大多数都有先天的因素存在，家族先天的因素就是先天的元阳不足，继而产生后面的问题。但是对于一开始爆发的急性阶段出现的都是郁热比较重，从白虎汤、白虎加人参汤到补脾胃升清阳泻阴火都是一个郁热。慢性发病的就不这样了，等到发现以后，舌体一定是胖大的，但是在病机里面，一定要认识到还有一个郁热在里面，用一点清热解毒的药在里面进行治疗，郁热内闭以后，会耗气伤阳耗血伤阴。郁热盛的阶段一旦过了以后，就让他每天吃上金匮肾气丸，一天吃一次就行，这对病人的血糖以及代谢的恢复都有很好的作用。

3. 先天病与遗传病责之元气不足

人的气机是这样一个过程：元气生成，元气充沛，则百病不生。对于糖尿病也好，先天家族遗传疾病也好，根的这块就少了一块，自然会出现一些病变，这些病变往往是在不知不觉中出现的，在生命状态很旺盛的阶段不会看出有病，但是这一块作为疾病的致病因素它在发挥作用。气化不成，气机郁闭，化生热毒，热毒也没有表现出来，等整体元气往下降了，这个热毒就开始发挥作用了，疾病就开始产生了。什么时候疾病动了元阳，这个疾病很难治，也治不了根，就是维持现状，让他达到一个生命平衡就行了。李东垣对于后天的学习运用非常到位。但是对于先天的这一块呢，李东垣也没有很多发现，实际上从薛己到张景岳有了更多的论述，温补的就是这块的元阳，他们认为治这块治好就行了。但是过分强调这事之后，就出毛病了，疾病很复杂，影响因素也很多的，薛己说就两方子，一个补中益气汤、一个金匮肾气丸，好像他就这俩方子治病，薛己只有这两方子治病效果最好。当元气不足，痰湿、痰浊内生，气机郁闭，化火生风，热毒内闭，再去补元气，就不是这回事了，就要把这些致病的因素清理掉去，这是疾病的几个不同的阶段。糖尿病在早期疾病刚出现的时候，一定是白虎、白虎加人参、白虎加桂枝，但是在这个过程中，不能过分损伤阳气。治病必须找到它的病机，找到病机以后大的方向不会变，小的方向会调整，咱们辨证论治是最简单的治疗方法，病机治疗是根本，找到这个疾病的核心病机了，万变不离其宗。

十六、延庆归途讲课

1. 谈重症肌无力用药思路

晓光昨天汇报了治疗 1 例眼型肌无力病例。重症肌无力以补中益气为核心，然后予温肾、填补肾精的方法，有很多可以去做，阳和汤、黑地黄丸、理阴煎都可以随时采用。如果再简单一点，服药 3 个月到半年中药，可以改成丸药散药，膏方也可以，再吃半年。中间感冒发热要调整方子。

问：如果一开始就把温阳填精的方药加进去会如何？

答：不需要，因为补脾胃就是肌肉的问题，3 个月就会恢复得挺好的。但如果牵涉全身肌肉的重症肌无力，恢复起来时间就要很长了。

问：像《古今录验》续命汤、地黄饮子对重症肌无力有没有效果？

答：有作用，病人外感了，用续命汤加减可以治疗 2～3 周，待外感症状没有了，再用补中益气汤。地黄饮子的作用弱，因为地黄饮子治的不是一个病。重症肌无力的核心病机是脾胃虚，气陷，脾不主肌肉。马钱子和地龙是很好的治疗药物。晓光不敢用，实际上应该每 2 周加量，从 0.3 克、0.6 克、0.9 克，到 1.2 克，可能到 0.9 克就会有很明显的效果，等到有明显效果的时候，再用补肾填精的方法，就会巩固治疗的疗效。

问：重症肌无力影响到呼吸衰竭时怎么治疗？

答：当重症肌无力出现呼吸衰竭时，出现呼吸肌的萎缩、膈肌的萎缩，这种病人在治疗早期就用大剂量补中益气汤和升陷汤，来治疗中气下陷。

问：补中益气汤中黄芪的量开始就要很大吗？

答：一开始就要用 120 克，这种病人不应该从小剂量到大剂量，应该从大剂量到小剂量。当你判断准确的时候就给他足量，等待下陷的阳气提上去了，再缓补，不要让上升的中阳再下陷。从小剂量到大剂量是在证候辨识不是很准确的时候用的。还有就是有毒的药品的使用，要从小剂量到大剂量，如果在使用的过程中没有毒副作用，没有明显效果的时候，可以加量，当大剂量一旦见效，就要减下来。量的变化，如果把控不好，会出现一些情况，如有毒的药品使用会出现中毒，温补的药品大剂量使用会出现虚火上炎的状况。

2. 谈肝脓肿的治疗思路

肿瘤科有个肝脓肿的病人，第一天看发热 38 摄氏度，用的五神汤，重用黄芪，加了红藤，加了鱼腥草。五神汤是陈士铎治疗外科痈证的常用方，是治疗组织间的一些炎症，是在肌肉层面、组织间隙层面、脏器层面痈毒的一个专方。红藤也是一个专药，张景岳在新方八阵中记载的红藤煎就是红藤一味，量根据病情而定，也是很大的，就是治疗肠痈的，即专门治疗阑尾炎成痈期。鱼腥草是清热解毒的药物，主要治疗的疾病是肺痈，和败酱草一个在上一个在下，败酱草也是治疗肠痈的一个药物。红藤除了是治疗肠痈的专药之外，还兼有凉血活血之效，肝藏血，所以选红藤没有选败酱草，因为两个药一个在血分一个在气分。下焦的痈肿可以考虑用败酱草，薏苡附子败酱散，但是肝脏上的，就要采取这个方子。凡是发生痈肿的病人，发生在内脏的病人，潜在着正气不足，是典型的邪犯正衰。所以在成痈的时候要用黄芪，黄芪有补气的作用，黄芪补气的作用实际上很弱，是帮助正气，更重要的是托毒外出，这个托的过程就是振奋正气。单用黄芪补气的作用实际上很弱的，大补元气的核心药物是人参，不是黄芪。黄芪的作用是在往上往外托的过程中带动人体的正气，所以有补虚的作用。这个方子里面，黄芪的补托加上解毒散痈的方法，第二天体温就降下来了，脓肿消了很多了。

3. 多读书、做笔记是学习中医，做好临床的途径

学习中医早期是把中医的医理逐渐学通，掌握基本的中医知识，基本知识就是方、药。在临证过程中，在中医医理的使用过程中，逐渐把方和病，这一类方

和这个病，这一味药和这个病，这一组药和这个病对仗起来。这样你就形成完整的临床思维了。这就是把你的理论和知识逐渐转化为你的临床能力了。这个过程很重要。不管你记多少方、多少药都是在你的理论指导下，在临床过程中用到病人身上。在使用过程中，逐渐体验：这一类病人用哪几类方子，这几类方子用哪几类药；方和方的配伍，药和药的配伍，配伍过程中药物的加减。没有背方的基础，没有学习药的过程，你开的方子的确是按照中医的医理做的，但是那是最初的配伍。方是几千年来，这些医家们在使用过程中形成的固定的搭配，有很好的配伍原则，这种经验要学习、要继承。

4. 中医创新的突破口在于找准病机

比如肺结核，咱们会治吗？不能治。中药始终解决不了这个问题。如果中药能解决这个问题，肺结核过去死不了这么多人了。中医实际上对于肺痨的治疗有很多的不足，为什么？就是没有把握住核心的病机。大家也知道有痨虫，但是没有有效的药物去对付它。比如疟疾，中医过去治疗效果好吗？有效但是不是最好的。治疟疾的方子都有效。在疟疾的治疗过程中，吃这些中药都能达到一定的效果。中药治疟原虫的疗效要弱，但是通过调整其他方面把疟原虫杀死了，只是需要时间。现在对于病毒感染性疾病，说西医没办法，说西药不好。实际上近 10 年来西医发展得非常好。比如病毒引起的肺炎，两肺都白了，抗病毒药物帕拉米韦只用一次，静脉注射，肺就变好了。这是找准了这个病的点。这么重的病你用中药治疗能达到这个效果吗？达不到。

所以，要学习西医的找准疾病的点进行有效的治疗，西医治疗非常有效的疾病，那是找准了方向。帕拉米韦治疗以后，病毒消失了，肺的功能也好了，这个病人就能活了？活的可能性很大，但仍然也有没有效的。中医可对此有效地进行分析，来寻求新的病机。病机是在不同层面去做的。举个例子，黄果树瀑布非常宏大，你怎么让它消失呢，你说我去把黄果树瀑布堵上，去找个容器托上去。托上去会在新的地方形成新的瀑布。所以这种围追堵截的方法，根本不可能让瀑布断流。你要找到黄果树瀑布形成的原因，它上面是条河，这河哪来的？顺着河流往上找，会有若干个小河、小溪，你把小溪堵上了，瀑布干了。所以西医的抗病毒，就是找出了主要的小溪，一堵，没了，就治好了。病机是什么就是找上源的问题。病机一定要从上找，单纯的对症治疗是最蠢的。找出他的核心病机以后。你可能四两拨千斤，一点就好了。

5. 中医思维不是辨证论治，而是审证求机

中医治病方法不是辨证论治，而是审证求机。《素问·至真要大论》里说"有者求之，无者求之，盛者责之，虚者责之，"指的是什么？是病机。后面讲了病机十九条。讲全了吗？没讲全。只是简要地把常见的东西列出来，还需要在日常研究中去思考。一个人治病高明不高明，就看他能不能找到中医的病机。找到中医的证相对容易，找到证背后的病机变化要重要得太多，因只有这样才能掌握整个病。有时候我们掌握病机了，治疗无效，那是对病机的分析、把控不到位。所以中医治病并不像想象得那么简单。目前在当今中医界存在的所谓辨证论治就是标准的对症治疗，是典型的西医的对症治疗，既没有找到中医的病，也没有找到中医病后面的病机。对病机的变化掌握不住，只是有什么症状解决什么问题，有小效不见大效，把中医很好的理论体系给误解了。

看病都要先诊断，没诊断怎么开药？中医的诊断，西医的诊断，都有个病名，病名就是一个疾病，中医的疾病概念也好，西医的疾病概念也好，所有的病得有完整的病机。这个病的病机是一种变化，另外一个病就是另一种变化。两个病可以交叉，这就是异病同治。路是千百条的，交叉路口是时常出现的。你发现这两个病一样，实际上这两个病不一样，只是在这个阶段一样。这些年，把中医疾病层面的概念忽略了，这样中医辨证论治的方法就感觉有些无法把控，在乱用。一定要讲病，讲病的核心是病机，围绕核心病机的病机演变，这才能说清楚。

对于病机十九条，刘完素《素问玄机原病式》讲的是个理，这可能是刘完素对中医最大的贡献。《宣明论方》就是专病专方。一个病就一到两个方，从古至今的名家都是这样。风温春温不会有太大的变化，只要你诊断清楚治疗基本相

近，就怕诊断不清楚，把春温当风温，把风温当春温那就麻烦了。治疗上就找不到方向了。

中风病就一个病机，在中风发生的过程中容易出现合病、并病。如：高血压出现中风，糖尿病出现中风，中风病合并风温肺热病。合病、并病一定会出现证候的变化，但是中心不会变。一个脑血栓的病人合并了肺炎了，脑血栓是脑血栓，肺炎是肺炎，两个病都要同时治。脑血栓合并肺炎了，治肺炎不治脑血栓了，那肯定是不对的。痰热壅肺证、痰热腑实证那是合并肺炎了，不是中风。肝阳暴张证是高颅压综合征，它是个并病。我们有时候因为把主要的东西舍掉了，才导致治疗抓不住核心点。

附录一　方名索引

A

安宫牛黄丸　67，99

B

八珍汤　8

白虎汤　15，36，45，124

白虎加人参汤　45，123，124

半夏秫米汤　31

百合地黄汤　36

补脾胃升清阳泻阴火方　74

补阳还五汤　9，11，122

补中益气汤　8，34，43，53，56，70，71，
　72，74，85，107，108，111，112，113，
　124，126

C

柴平汤　74

D

大建中汤　32

大青龙汤　23，36，50

大续命汤　110，117

达原饮　12

地黄饮子　126

独参汤　65，67，97，106

颠倒散　111

黛蛤散　56

F

风引汤　53，54，85，110

附子理中丸　111，113

G

瓜蒌薤白白酒汤　31

瓜蒌薤白半夏汤　31

归脾汤　8，23，92，107

龟鹿二仙膏　113

桂枝汤　23，36，46，47，48，51，122

桂枝人参汤　48

桂枝加附子汤　48，112

葛根芩连汤　71

膈下逐瘀汤　120，121

H

红藤煎　127

侯氏黑散　110

厚朴三物汤　66

黑地黄丸　126

J

金匮肾气丸　123，124

荆防方　114，115

荆防败毒散　74，115

建瓴汤　8，110

L

六君子汤　11

六味地黄丸　17，37，56，111

六神丸　111

龙马自来丹　112，113

录验续命汤　117

苓桂术甘汤　106，112

理阴煎　108，126

理中丸　32，85，112

M

麻黄方　114，115

麻黄汤　10，23，36，46，50，51，115

麻杏石甘汤　17，110，117

麻黄附子细辛汤　24，27，93，117

N

牛黄清心丸　99

P

破格救心汤　98

Q

全虫方　114，115，116

芪归银方　82

清营汤　68

R

人参汤　32，67

人参养荣汤　8，92，107

人参附子干姜汤　19

S

十全大补汤　8

三仁汤　12

少腹逐瘀汤　121

升麻鳖甲汤　74，108，110，111

升陷汤　33，34，126

生脉散　44，56，65，66

四君子汤　8，47

四逆散　45

四物汤　8

参草汤　107

参附汤　19，44，53，56，65，108

身痛逐瘀汤　121

T

透脓散　82，107

通窍活血汤　110，120

W

五神汤　82，109，127

五藤饮　24

温脾汤　112

X

小柴胡汤　12，23，74

小建中汤　32

小青龙汤　10，13

小续命汤　110，117

西州续命汤　117

血府逐瘀汤　8，9，74，120，121

宣白承气汤　66

逍遥散　120

犀角地黄汤　15，53，68

Y

阳和汤　113，126

茵陈术附汤　44，45

益气聪明汤　72，73，74，111

银翘散　17，27，31，36，46，50，115

薏苡附子败酱散　127

Z

止痉散　15，111

术附汤　112

炙甘草汤　12

枳术丸　33

枳实薤白桂枝汤　32

真武汤　23，74，98

镇肝熄风汤　8，11，110，118

紫雪散　45

增液承气　53，57

附录二　病名索引

A

AECOPD（慢性阻塞性肺病急性加重）36，37，71

ARDS（急性呼吸窘迫综合征）18，20，21，44，45，52，55，56，63，66，71，72，91，107

艾滋病　74

B

不孕症　121

百合病　36

闭证　37

病毒性心肌炎　12

薄厥　27

C

COPD（慢性阻塞性肺病）10，16，31，36，90，100，112

春温　36，54，55，63，129，130

疮痈疖肿　18

肠病毒 71 型感染　53

肠澼　44，56

肠痈　127

D

DIC（弥散性血管内凝血）19，44，51，56，57，101，103，107

大叶性肺炎　15，99

大厥　27

冬温　36，55

多发性骨髓瘤　43，55，92

多器官功能障碍综合征　44

低血容量性休克　19

胆管癌　45

带状疱疹　100，108，109，111

E

EB 病毒感染　74

二尖瓣狭窄　98

耳鸣　72，73，74，111

F

风心病　98

风温　36，54，55，129，130

肺间质纤维化　24，91

肺结核　128

肺痈　127

粉刺　111

G

过敏性鼻炎　30

关格　44，56，64，107

肝癌　16

肝脓肿　127

肝硬化　18，98，99

冠心病　16，23，31，35，39，58，59，73，
　98，100，112

骨关节炎　100

高血压　11，43，53，55，58，59，100，
　112，118，130

高钙血症　43

高颅压综合征　118，130

梗阻性黄疸　45

感冒　11，50，52，115，126

感染性休克　19，45，103

鼓胀　98，99

H

H1N1（H1N1 型禽流感）　27，50

H3N2（H3N2 型禽流感）　50

H7N9（H7N9 型禽流感）　18，20，54，63，
　81，98

化脓性扁桃体炎　23

红斑狼疮　108

呼吸衰竭　16，34，43，54，55，56，68，
　70，126

黄疸　44，45，56，61，64，107

霍乱　122

J

急性肺损伤　43，66

急性肝衰竭　44

急性肾功能衰竭　44，54

结肠癌　16，100

结肠多发息肉　44

积聚　99

脊髓空洞　112

颈椎病　72，73

酒精肝　18

厥脱　19，20，43，44，55，63，64，65，
　97，98

煎厥　27

K

口腔溃疡　74

咳嗽　6，17，36，37，58，73，91

溃疡性结肠炎　44，56，107

溃疡性结肠炎全结肠型　44

L

流感　50，54，55

朗格汉斯综合征　57

颅内感染　82，94

阑尾炎　127

M

MERS（中东呼吸窘迫综合征）　17

面瘫　11

泌尿系感染　12

麻疹　120

慢性胃痛　47

慢性心衰　31，98

N

尿毒症　91，112

疟疾　128

脑出血　14，15，92，109，118，119

脑膜炎　99

脑水肿　118

脑血栓　57，91，118，119，130

脓毒症　59，63，64，65，66，67，68，
　102，103，104

P

皮肤感染　18，82

痞满　32

膀胱癌　107

Q

强直性脊柱炎　113

R

人机对抗　21，71

热瘫痫　86

S

SIRS（全身炎症反应综合征）　63

手足口病　53，85

失眠　31，73，121

失血性休克　19，56，93，101，103，107

肾癌　111

肾功能不全　43，103

肾盂肾炎　12

蛇串疮　110

湿疹　109

暑温　36，54，55

T

太阳伤寒　28，36，50，54

太阳中风　28，36，54，122

太阳温病　17，28，50，53，54

头痛　22，50，90，94，111，118，120，
　121

脱发　73，120

脱证　17，19，37，44，45，53，56，57，
　64，98，106，107

糖尿病　44，53，56，91，100，109，112，
　123，124，125，130

铜绿假单胞菌感染　16

W

温热病　6，20，51，52

X

心悸　60，121

心绞痛　23，31，39

心包积液　105，106

心跳骤停　44，93

休克　18，20，44，45，54，56，63，64，
　65，88，91，92，101，103

血小板降低　108

血瘀病　37

消渴病　44，56

虚劳　44，56

虚损　43，44

胸痹心痛　23，30，31，32，33，35，37，41，58

哮喘　10，13

Y

压疮　62

牙龈炎　10

阳明腑证　15，36

阳明经证　15，36

腰椎压缩性骨折　43

Z

中风　15，22，28，58，110，118，119，122，130

重症肺炎　51，55

重症肌无力　112，126

脂肪肝　18

坠积性肺炎　15

紫癜　120